》》护理学实践能力训练教程

内科护理学
实训与学习指导

主编　张珊珊

郑州大学出版社

图书在版编目(CIP)数据

内科护理学实训与学习指导 / 张珊珊主编. — 郑州 ：郑州大学出版社，2022. 12
(2024.7 重印)
护理学实践能力训练教程
ISBN 978-7-5645-9208-0

Ⅰ. ①内… Ⅱ. ①张… Ⅲ. ①内科学 - 护理学 - 高等学校 - 教学参考资料
Ⅳ. ①R473.5

中国版本图书馆 CIP 数据核字(2022)第 206356 号

内科护理学实训与学习指导
NEIKE HULIXUE SHIXUN YU XUEXI ZHIDAO

策划编辑	陈文静	封面设计	苏永生
责任编辑	吕笑娟	版式设计	苏永生
责任校对	张　楠	责任监制	李瑞卿
出版发行	郑州大学出版社	地　　址	郑州市大学路 40 号(450052)
出 版 人	孙保营	网　　址	http://www.zzup.cn
经　　销	全国新华书店	发行电话	0371-66966070
印　　刷	广东虎彩云印刷有限公司		
开　　本	787 mm×1 092 mm　1 / 16		
印　　张	11.25	字　　数	269 千字
版　　次	2022 年 12 月第 1 版	印　　次	2024 年 7 月第 2 次印刷
书　　号	ISBN 978-7-5645-9208-0	定　　价	36.00 元

编委名单

主　　审　吴玉红

主　　编　张珊珊

副 主 编　黄建新　马　沛　赵丽萍　赵艳君

编　　者　（以姓氏笔画为序）

马　沛　刘雅静　张珊珊　赵丽萍

赵艳君　胡姣姣　贾利平　黄建新

前　言

为了在“十四五”新时代、新形势下，更好地满足社会对护理专业人才的需求，培养学生临床思维、动手实践、团队协作、自主探究能力及人文关怀意识，本编写组凝聚平顶山学院及临床一线行业专家团队共同编写了这本教材。

本教材主要供护理学专业学生使用，内容涵盖内科护理学呼吸系统疾病、循环系统疾病、消化系统疾病、泌尿系统疾病、血液系统疾病、内分泌与风湿免疫系统疾病、传染性疾病及神经系统疾病患者的护理。教材以“临床真实案例—创设情境—布置学习任务”的思路进行编写，突出对学生临床思维及临床实践能力的培养，同时注重对理论知识的巩固与强化，确保教材能够满足对学生岗位胜任力及职业可持续发展能力的培养。在实际教学中，教师可以本教材为引导，实施理论、实训一体化教学，提升内科护理学教学效果，提高学生学习兴趣。

本教材的设计理念如下：①基于临床真实案例设置课程模块。教学内容编写密切结合临床实际，与临床护理零距离接轨，充分发挥护理实践对专业教育的指引作用。②创设情境。以临床真实案例为基础，结合各系统疾病本身特点，以及学习目标、学习内容、重难点情况等，创设治疗、护理、急救、健康宣教等情境，使学生能够遵循学习逻辑，一方面巩固、强化理论知识，另一方面培养其临床思维及动手能力，进而达到培养学生安全意识、人文关怀、团队合作意识及主动学习、解决问题等能力的目标。③每个实训项目均设置 1 ~ 2 项技能操作，每项操作均绘制有流程图，并配有评分标准表，便于教学过程评价及学生自我评价，其中评价内容包括理论知识、操作要点、人文关怀、团队协作能力等，力求多元化考察学生学习情况。④教材注重可读性、可操作性。编写团队拍摄大量临床教学图片，图文并茂，便于学生理解。⑤贴合护士执业资格考试内容，每个实训项目后设置有配套习题。本教材可尽快提升护理专业学生、新入职护士的内科护理临床操作能力。

由于编者水平有限，书中不妥之处恳请广大读者谅察并给予指正，以利于再版修订完善！

编者

2022 年 10 月

目　录

第一部分　呼吸系统疾病患者的护理

第二部分　循环系统疾病患者的护理

第三部分　消化系统疾病患者的护理

第四部分　泌尿系统疾病患者的护理

第五部分　血液系统疾病患者的护理

第六部分　内分泌与风湿免疫系统疾病患者的护理

第七部分　传染性疾病患者的护理

第八部分　神经系统疾病患者的护理

第一部分

呼吸系统疾病患者的护理

实训一 肺炎患者护理技能

【案例导入】

王某,男性,51 岁。以“发热半个月,加重 1 d”为主诉入院。患者半个月前感冒后出现咳嗽、咳痰、发热,体温波动在 37 ~ 38 ℃,伴有乏力、食欲减退,未接受治疗。1 d 前发热加重,体温最高达 40.1 ℃,伴畏寒、寒战、乏力,关节、肌肉酸痛。曾在当地社区卫生服务站应用止咳、抗炎等药物治疗(具体用药及用量不详),症状未有明显改善,体温无明显变化。今日咳嗽加重并咳黄痰,伴右侧胸痛,咳嗽时加重,为求进一步诊治入院就医。既往身体健康,否认呼吸系统疾病病史,无手术及外伤史,无烟酒嗜好。否认有传染性疾病接触史。

体格检查:体温(T)39.2 ℃,脉搏(P)102 次/min,呼吸(R)32 次/min,血压(BP)100/66 mmHg,患者神志清楚,全身无皮疹,口唇略发绀,全身浅表淋巴结未触及肿大,口周可见结痂及疱疹。双侧胸廓对称,听诊左肺呼吸音粗,右肺呼吸音减弱,心率(HR)102 次/min,节律规整,各瓣膜听诊区未闻及杂音。腹软,肝、脾肋下未触及,双肾区无压痛及叩击痛,双下肢无水肿,四肢及神经系统检查无异常。

辅助检查:血常规示白细胞计数(WBC)17.6×10^9/L,中性粒细胞百分比(N)82.9%;肝功能检查示谷丙转氨酶 73 U/L,谷草转氨酶 69 U/L;血气分析示 pH 值 7.41,二氧化碳分压($PaCO_2$)37.5 mmHg,氧分压(PaO_2)76.2 mmHg。肺部 CT 示右肺阴影,双侧可见少量胸腔积液。

医疗诊断:肺炎链球菌肺炎。

【实训目的】

1. 能应用临床思维的方法对肺炎患者进行护理评估,分析病情。
2. 正确指导患者药物的使用。
3. 熟悉肺炎患者的护理流程。
4. 熟练掌握温水拭浴的方法。
5. 具备爱伤观念,做好人文关怀。

【案例讨论】

1. 请根据患者病情,提出至少 3 个主要护理诊断/问题,并制订护理措施。
2. 请模拟以下情境并分析问题。

情境一:该患者自门诊由家人搀扶进入呼吸内科病房,护士为患者进行体检:T 39.3 ℃,P 103 次/min,R 32 次/min,BP 100/66 mmHg。医嘱:头孢曲松钠皮试,给予温水拭浴。

请结合情境分析：

(1)如何为患者正确实施物理降温？

(2)患者能用阿司匹林来退热吗？为什么？

情境二：经过详细询问家属得知，该患者在社区服务站曾用二代头孢菌素、氧氟沙星、亚胺培南西司他丁钠等药物治疗，然而症状未见明显改善，考虑是否可能为特殊致病菌，医生决定进行痰培养查找结核分枝杆菌。

请结合情境分析：如何正确留取痰标本？

情境三：患者经过精心的护理及有效治疗，第3天体温逐渐下降，复查胸片显示肺部阴影逐渐吸收。

请结合情境分析：

(1)患者的治疗疗程通常是多长？

(2)若患者家属问出院后应注意什么，护士如何回答？

【实训任务】

物理降温：温水拭浴。

1. 操作流程　见图1-1。

素质要求
服装整洁
仪表符合要求
态度和蔼可亲

评估
核对患者信息
评估患者的年龄、病情、配合程度等
评估患者的局部组织情况，皮肤完整性
评估患者对温度的敏感度：如敏感、正常、感觉迟钝

操作前准备
患者准备：取舒适体位
环境准备：环境温暖、清洁、安全、光线充足
护士准备：着装规范，洗手，戴口罩
用物准备：①治疗盘内备大毛巾、小毛巾、热水袋及套、冰袋及套。②治疗盘外备脸盆，内盛放2/3满32~34℃的温水，免洗手消毒液。③备干净衣裤、屏风

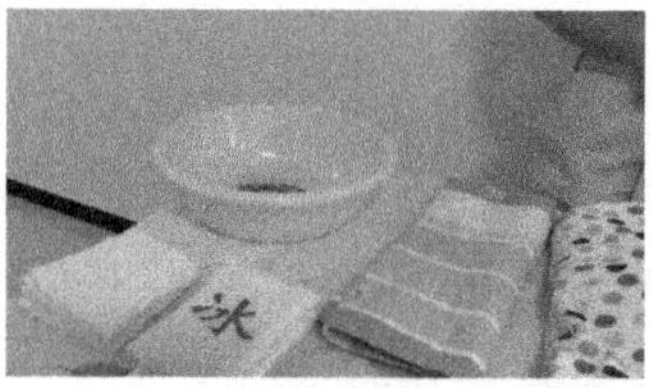

温水拭浴用物

拭浴前
松开床尾盖被
协助患者脱去近侧衣袖，浴巾垫于擦拭部位下，将温水浸湿的小毛巾包裹手掌以便擦拭
冰袋置于患者头部
热水袋置于患者足底部

拭浴
擦拭方法：①大毛巾垫于擦拭部位下，保护床单位。②小毛巾浸入温水中，拧至半干，缠于手上成手套状。③以离心方向擦拭。④擦拭完毕，用大毛巾擦干皮肤
擦拭顺序：自侧胸经腋窝、上臂内侧、肘窝、前臂内侧至手心
擦拭时间：每侧（四肢、背腰部）3 min，全过程20 min内完成
观察全身反应：观察有无出现寒战，面色苍白，脉搏、呼吸异常等不良反应

拭浴后
拭浴后，取下热水袋
根据需要更换干净衣裤
协助患者取舒适体位
观察降温效果：①拭浴后30 min测量体温，若低于39℃，取下头部冰袋。②降温后体温记录在体温单上

整理
整理用物，洗手
冰袋内冰水倒空，倒挂晾干，吹入少量空气，夹紧袋口备用
热水袋内热水倒空，倒挂，晾干，吹气，旋紧塞子，放阴凉处备用
布袋送洗备用
记录全身拭浴的时间、效果、反应

图1-1　温水拭浴的操作流程

2. 评分标准　见表 1-1。

表 1-1　温水拭浴的评分标准

姓名____________ 学号____________ 监考人____________ 分数____________

项目总分	评分标准及细则	标准分	得分	备注
准备质量标准（10 分）	服装整洁	1		
	仪表符合要求	1		
	态度和蔼可亲	1		
	评估：患者的意识、自理能力、合作和耐受性	1		
	备齐用物：治疗车、大毛巾、小毛巾、热水袋和冰袋及其布套、体温计、水温计、干净衣裤、面盆（内盛 2/3 温水，水温 32～34 ℃）、免洗手消毒液	2		
	洗手、戴口罩	1		
	将用物按使用顺序摆放在治疗车上（不符合要求不得分）	1		
	温水的温度适宜	2		
操作流程质量标准（60 分）	1. 核对患者信息（床号、姓名），查对腕带信息，解释，说明目的、方法、注意事项，关门窗，拉隔帘	6		
	2. 正确放置热水袋和冰袋	2		
	3. 脱衣裤方法正确	2		
	4. 大毛巾放置恰当	2		
	5. 拭浴部位、顺序正确，无遗漏	15		
	6. 手法正确	12		
	7. 时间掌握恰当，注意保暖，观察有无寒战	6		
	8. 穿衣裤方法正确，患者卧位舒适	4		
	9. 再次核对患者信息，整理床单位	3		
	10. 测体温（拭浴后 30 min），绘制体温单	4		
	11. 撤离热水袋、冰袋时间恰当	4		
终末质量标准（10 分）	健康教育	5		
	处理用物	1		
	洗手	1		
	记录	1		
	熟练	2		
理论得分（20 分）	简述温水拭浴的目的和指导内容	10		
	简述温水拭浴的注意事项	10		
总分		100		

备注：在禁忌部位进行拭浴，该项操作视为不合格。

3. 指导患者内容

(1)告知患者及家属温水拭浴降温的目的及有关配合事项。

(2)告知患者及家属在高热期间保证摄入足够的水分。

(3)指导患者及家属在高热期间采取正确的通风散热方法,避免捂盖。

4. 注意事项

(1)拭浴过程中,应注意随时观察患者病情变化、体温变化及患者反应,观察患者的皮肤有无发红、苍白、出血点,如出现脉搏及呼吸异常等情况时应立即停止拭浴,报告医生。

(2)拭浴时,随时检查冰袋、热水袋有无破损漏水现象,布套潮湿后应当立即更换。冰融化后应当立即更换。

(3)拭浴时,应注意保暖,避免受凉;注意水温,防止烫伤。

(4)禁擦枕后、耳郭、心前区、腹部、阴囊和足底。

(5)拭浴时,以轻拍方式进行,避免用摩擦方式,因摩擦易生热。

(6)擦至腋窝、肘窝、手心、腹股沟、腘窝处稍用力并延长停留时间,以促进散热。

(7)拭浴时间不超过 20 min,并随时调节水温,以避免患者着凉;拭浴后 30 min 测量体温并记录。

【测一测】

1. 医院内获得性肺炎最常见的致病菌是(　　)

A. 真菌　　B. 球菌　　C. 抗酸杆菌

D. 革兰氏阴性杆菌　　E. 革兰氏阳性杆菌

2. 肺炎的典型体征为(　　)

A. 桶状胸　　B. 叩诊过清音　　C. 广泛哮鸣音

D. 肺实变体征　　E. 支气管移位

3. 中毒性肺炎与肺炎球菌性肺炎关键区别是(　　)

A. 有无铁锈色痰　　B. 有无寒战、高热　　C. 起病的缓急

D. 发病者的年龄　　E. 有无末梢循环衰竭

4. 治疗肺炎球菌性肺炎停用抗生素的指标一般是(　　)

A. 体温降至正常后 3 d　　B. 体温降至正常后 1 周　　C. 体温降至正常

D. 症状、体征完全消失　　E. X 射线示炎症阴影完全消失

5. 肺炎伴感染性休克首要的治疗是(　　)

A. 补充血容量　　B. 应用皮质激素　　C. 应用血管活性药

D. 大剂量敏感抗生素　　E. 吸氧,防止呼吸衰竭

6. 患者,男性,23 岁。突然寒战、高热、咳嗽、咳少量铁锈色痰,口周有疱疹。血常规示:WBC 20×10^9/L,N 90%。其治疗应首选(　　)

A. 庆大霉素　　B. 头孢唑啉　　C. 青霉素

D. 链霉素　　E. 红霉素

7. 患者,女性,26 岁。淋暴雨后突然出现高热,体温最高达 39.8 ℃,伴咳嗽、咳痰,痰液为铁锈色。患者最可能的诊断是(　　)

A. 普通感冒　　B. 急性肺水肿　　C. 肺炎球菌性肺炎
D. 阿米巴肺脓肿　　E. 肺炎克雷伯菌肺炎

8 ~ 10 题共用题干

患者，女性，22 岁。淋雨后出现发热，T 39.5 ℃，咳嗽、胸痛，为进一步诊治收入院。患者入院诉全身无力、头昏、口渴、肢体冷，BP 80/60 mmHg，HR 120 次/min，脉细速。

8. 为明确诊断最简便有效的检查是(　　)
A. 血常规检查　　B. X 射线胸片检查　　C. 痰培养检查
D. 血清抗体检查　　E. 红细胞沉降率检查

9. 考虑该患者最可能的诊断是(　　)
A. 肺性脑病　　B. 普通感冒　　C. 急性支气管炎
D. 流行性脑膜炎　　E. 肺炎并发感染性休克

10. 抢救治疗应首先给予(　　)
A. 血管活性药　　B. 西地兰　　C. 5% 碳酸氢钠
D. 低分子右旋糖酐　　E. 10% 葡萄糖注射液加地塞米松

实训二

支气管扩张症患者护理技能

【案例导入】

患者,男性,35 岁。25 年前患麻疹合并肺炎后开始咳嗽,伴咳黄色痰,痰量约 300 mL/d。因高热、痰多、食欲减退,多次住院治疗,经抗炎治疗后好转。3 d 前咳嗽、咳痰加重,1 h 前咯鲜血约 1 000 mL,急来医院就诊。

体格检查:T 38.9 ℃,P 100 次/min,R 24 次/min,BP 105/75 mmHg。神志清楚,呼吸稍急促,口唇无发绀,桶状胸,肺下缘位于右锁骨中线第 6 肋间,叩诊呈过清音,双肺下野闻及湿啰音,心率 100 次/min,律齐。腹软,肝、脾肋下未及,双下肢无水肿,可见杵状指(趾)。

辅助检查:血常规示 WBC 18.6×10^9/L,N 91%,L 9%。胸部 X 射线片示双肺下野肺纹理增多、增粗、紊乱,有多个不规则环状透亮阴影,阴影内出现液平。肺 CT 示双肺下野支气管壁增厚,柱状扩张,并有成串成簇囊样改变。

医疗诊断:支气管扩张症。

【实训目的】

1. 能应用临床思维的方法对支气管扩张症患者进行护理评估,分析病情。
2. 能正确指导患者药物的使用。
3. 熟悉支气管扩张症患者的护理流程。
4. 熟练掌握吸痰的方法。
5. 具备爱伤观念,做好人文关怀。

【案例讨论】

1. 请根据患者病情,提出至少 3 个主要护理诊断/问题,并制订护理措施。
2. 请模拟以下情境并分析问题。

情境一:患者自门诊由平车送入呼吸科病房后,当班护士为其进行护理评估:T 38.7 ℃,P 105 次/min,R 24 次/min,BP 105/70 mmHg。神志清楚,呼吸稍急促,口唇无发绀,桶状胸,肺下缘位于右锁骨中线第 6 肋间,叩诊呈过清音,双肺下野闻及湿啰音,心率 105 次/min,律齐。

请结合情境分析:患者主要的护理问题有哪些?如何分工协作进行抢救处理?

情境二:患者入院 2 h 后,突然咯鲜血约 300 mL,患者家属急忙呼叫护士。患者表现出紧张、焦虑的情绪,急切地问:"我会不会死?"

请结合情境分析:

(1)此时护士应重点观察患者哪些病情要点?

(2)如何缓解患者焦虑情绪?

情境三:患者入院第 8 天,咯血停止,病情稳定,但痰液仍较多,应用祛痰药物后效果不明显,考虑为患者进行机械吸痰。

请结合情境分析:

(1)机械吸痰的操作步骤有哪些?注意事项有哪些?

(2)除了机械吸痰,临床还有哪些常用促进排痰的方法?

【实训任务】

吸痰术。

1. 操作流程　见图 1-2。

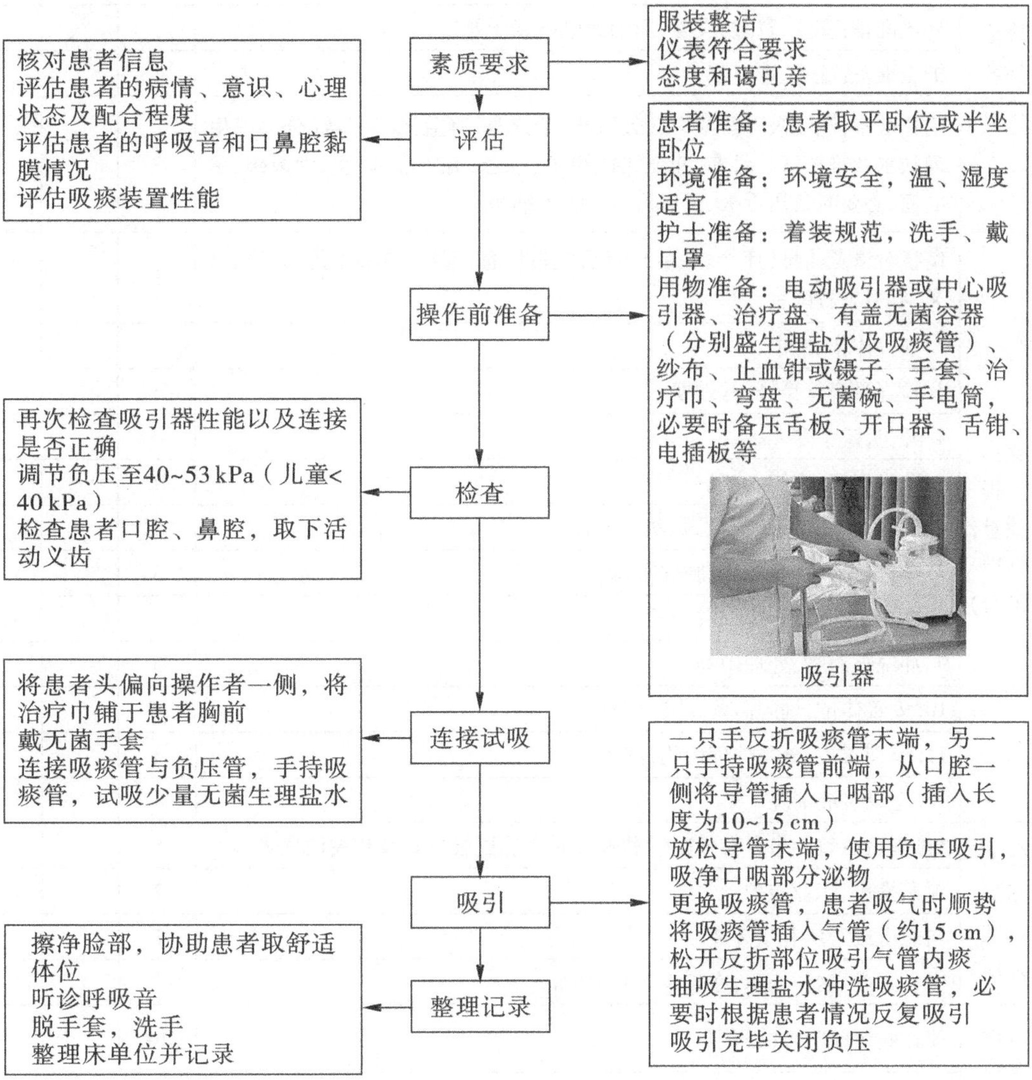

图 1-2　吸痰术的操作流程

2. 评分标准　见表1-2。

表1-2　吸痰术的评分标准

姓名＿＿＿＿＿＿　学号＿＿＿＿＿＿　监考人＿＿＿＿＿＿　分数＿＿＿＿＿＿

项目总分	评分标准及细则	标准分	得分	备注
准备质量标准(10分)	素质要求:服装整洁;仪表符合要求;态度和蔼可亲	2		
	评估:患者的年龄、病情、意识、口鼻腔情况及肺部听诊痰鸣音情况	3		
	患者准备:平卧位或半坐卧位	1		
	环境准备:安全、宽敞、安静,周围无电磁场干扰	1		
	护士准备:洗手、戴口罩	1		
	用物准备:电动吸引器或中心吸引器、治疗盘、有盖无菌容器(分别盛生理盐水及吸痰管)、纱布、止血钳或镊子、手套、治疗巾、弯盘、无菌碗、手电筒,必要时备压舌板、开口器、舌钳、电插板等	2		
操作流程质量标准(60分)	1. 核对患者信息(床号、姓名),查看腕带信息,解释,说明目的、方法、意义,取得患者配合	3		
	2. 安置体位、铺巾	2		
	3. 检查吸痰管型号、有效期	3		
	4. 开包,戴手套	4		
	5. 取吸痰管、连接、试吸	10		
	6. 插管、吸痰(旋转提拉,每次<15 s)	5		
	7. 评价效果:生命体征、肺部听诊	5		
	8. 高流量吸氧 3～5 min(口述)	5		
	9. 冲洗吸痰管、处理用物	5		
	10. 安置体位,询问需要,感谢配合	10		
	11. 整理衣被,分类处理用物,洗手	4		
	12. 记录痰液情况	4		
终末质量标准(10分)	健康教育:教会患者有效咳嗽和吸痰时正确配合方式及相关注意事项	5		
	无菌操作、职业防护	2		
	与患者或家属有效沟通	1		
	熟练程度:动作娴熟,在规定时间内完成	2		
理论得分(20分)	简述吸痰前吸氧的原因	10		
	简述吸痰操作的注意事项	10		
总分		100		

3. 指导患者内容

(1)在吸痰时,指导并鼓励患者有效咳嗽。

(2)指导患者吸痰时正确的配合方式。

(3)如有不适及时报告护士。

4. 注意事项

(1)吸痰前检查吸引器性能是否良好,连接是否严密、正确。

(2)根据患者情况调节合适的负压。若负压过大,可造成呼吸道黏膜损伤。

(3)吸痰动作轻稳,插管时不可使用负压,不可反复上下提插,以减少对呼吸道黏膜的损伤。

(4)严格执行无菌技术操作原则,每根吸痰管仅可使用 1 次,连接管应每日更换。

(5)吸痰前后提高吸氧浓度。

(6)每次吸痰时间<15 s,以免造成患者缺氧。

(7)若痰液黏稠,可配合叩击胸背部或行雾化吸入后再吸痰。

(8)若口腔吸痰有困难,可经鼻腔吸引,插管长度约为 25 cm;有人工气道者可直接从人工气道内吸引。

(9)吸痰过程中密切观察患者的病情变化,如出现心率、血压、呼吸、血氧饱和度明显异常时,应立即停止吸痰,同时给予氧气吸入。

(10)储液瓶内应放少量消毒液,液体达到 2/3 满时应及时更换。

【测一测】

1. 小量咯血是指患者 24 h 咯血量小于(　　)

A. 10 mL　　B. 50 mL　　C. 100 mL

D. 150 mL　　E. 200 mL

2. 咳大量痰是指 24 h 痰量超过(　　)

A. 10 mL　　B. 30 mL　　C. 50 mL

D. 80 mL　　E. 100 mL

3. 支气管扩张症的主要病因是(　　)

A. 过敏　　B. 遗传因素　　C. 支气管阻塞

D. 先天性发育缺陷　　E. 支气管外部纤维的牵拉

4. 患者,女性,58 岁。因支气管扩张症咯血入院治疗。护士评估患者咯血严重程度为大量咯血。该患者的咯血量至少是(　　)

A. 150 mL/d　　B. 300 mL/d　　C. 500 mL/d

D. 单次咯血 50 mL　　E. 单次咯血 200 mL

5. 体位引流每次以多长时间为宜(　　)

A. 10 ~ 15 min　　B. 10 ~ 20 min　　C. 15 ~ 20 min

D. 15 ~ 30 min　　E. 30 ~ 60 min

6. 肺上叶分泌物引流最好采用的体位是(　　)

A. 头低足高位　　B. 侧卧位　　C. 俯卧位

D. 高半卧位　　E. 俯卧位

7. 患者,男性,50 岁。因支气管扩张症入院治疗。此患者在施行体位引流时,**错误**的护理是(　　)

A. 引流可在餐前进行　　B. 根据病变部位选择体位

C. 引流时鼓励患者深呼吸　　D. 引流时间每次 30 min 以上

E. 引流完毕给予漱口

8. 患者,女性,43 岁。患支气管扩张症多年,在为患者施行体位引流排痰时,对此患者进行口腔护理主要是为了(　　)

A. 减少感染机会　　B. 促进唾液分泌　　C. 去除口臭

D. 增进食欲　　E. 减少痰量

9. 患者,男性,25 岁。临床诊断为支气管扩张症,患者最主要的临床表现是(　　)

A. 慢性咳嗽、大量脓痰、反复咯血　　B. 慢性咳嗽、胸痛　　C. 贫血、杵状指

D. 发热、盗汗　　E. 呼吸困难

10. 确诊支气管扩张症首选的检查方法是(　　)

A. 血液常规　　B. 胸部 X 射线　　C. 血液生化

D. 免疫学检查　　E. 高分辨率 CT

实训三 肺结核患者护理技能

【案例导入】

徐某,男性,28 岁,技师。因“咳嗽、咳痰、午后低热、乏力 1 个月余”就诊。患者于 1 个月前受凉后出现咳嗽,咳少量白色黏痰,低热,下午明显,偶有夜间出汗,体温最高不超过 38 ℃。无咯血及胸痛,自认为“感冒”,服用各种治疗感冒药物和止咳药,症状未见明显好转。自觉乏力感逐渐加重,工作力不从心,遂来医院就诊。患者患病后进食和睡眠稍差,体重稍有下降,二便正常。患者既往体健,无结核和肺部疾病史,无药物过敏史。平时不吸烟,有肺结核接触史。

体格检查:T 37.8 ℃,P 86 次/min,R 20 次/min,BP 120/80 mmHg。一般状况无明显异常,无皮疹,浅表淋巴结无肿大,巩膜无黄染,咽无充血、红肿,气管居中。右上肺叩诊音稍浊,语颤稍增强,可闻及支气管肺泡呼吸音和少量湿啰音。

辅助检查:血常规示血红蛋白(Hb)130 g/L,WBC 9.0×10^9/L,N 68.0%,血小板(PLT)138×10^9/L;红细胞沉降率 35 mm/h;尿常规(-),粪便常规(-)。

医疗诊断:肺结核?

【实训目的】

1. 能应用临床思维的方法对肺结核患者进行护理评估,分析病情。
2. 正确指导患者药物的使用。
3. 熟悉肺结核患者的护理流程。
4. 熟练掌握结核菌素纯蛋白衍生物(PPD)试验方法。
5. 具备爱伤观念,做好人文关怀。

【案例讨论】

1. 请根据患者病情,提出至少 3 个主要护理诊断/问题,并制订护理措施。
2. 请模拟以下情境并分析问题。

情境一:患者由家属陪送入住病房,责任护士热情接待,完成入院宣教后,进行入院护理评估。查体:T 37.8 ℃,P 86 次/min,R 22 次/min,BP 112/70 mmHg。患者意识清醒,精神欠佳,慢性病容,消瘦,有咳嗽、咳痰,痰中偶带有血丝,疲倦乏力,食欲差,自诉夜间汗出,醒来汗止。既往有结核病接触史。胸部 X 射线检查结果示右上肺野有片状阴影,考虑肺结核可能性大。为进一步明确诊断,医生下达临时医嘱:PPD 试验。

请结合情境分析:

(1)什么是 PPD 试验?如何进行 PPD 试验?

(2)如果患者 PPD 试验阳性,则一定患肺结核吗?

情境二：患者入院第2天，晨起测得生命体征为T 37.5 ℃，P 80次/min，R 20次/min，BP 109/65 mmHg。仍然间断咳嗽、咳少量黏痰，夜间盗汗明显，睡眠一般。为进一步寻找诊断依据，需留取痰标本找痰结核分枝杆菌。

请结合情境分析：

（1）痰液检查的方法有哪些？

（2）为什么说痰中找到结核分枝杆菌，就可以诊断为肺结核？

情境三：患者入院第4天，患者PPD试验结果强阳性，痰中找到结核分枝杆菌，确诊为"活动性肺结核"。医师将这一结果告知患者后，患者表现出紧张、焦虑的情绪，急切地询问医师："肺结核有传染性吗？我女儿会不会被传染上？需要住院治疗多久？"

请结合情境分析：

（1）面对患者这些种种疑虑，护士如何耐心解答？

（2）如何按照传染病护理常规进行患者护理？

【实训任务】

结核菌素纯蛋白衍生物试验。

1. 操作流程　见图1-3。

素质要求

服装整洁
仪表符合要求
态度和蔼可亲

评估

核对患者信息
评估患者的年龄、病情、意识、心理及配合程度
评估患者的预防接种史、结核接触史、用药史、药物过敏史
评价患者注射部位皮肤有无破损、硬结、瘢痕等

操作前准备

患者准备：舒适体位
环境准备：环境清洁，光线充足
护士准备：着装规范，洗手，戴N95口罩，戴手套
用物准备：75%乙醇、棉签、1mL注射器、生理盐水、砂轮、纱布、弯盘、无菌巾、治疗盘、PPD原液、软尺、医嘱药物等

配制皮试液

核对药物信息
将安瓿尖端药液弹至体部，在安瓿颈部划一锯痕，用75%乙醇消毒，纱布包裹安瓿颈部，折断PPD原液(50 IU/mL)。①成人：1mL注射器抽吸0.1 mL PPD原液；②儿童：1 mL注射器抽吸0.1 mL PPD原液后，再抽取0.4 mL生理盐水

穿刺

携用物至床旁，再次核对患者信息及药物
选择左前臂掌侧前1/3处为皮内注射部位
75%乙醇消毒皮肤2遍，消毒范围直径>5 cm
再次核对患者信息
排尽空气
绷紧皮肤，针尖斜面向上，与皮肤呈5°角刺入皮内后放平，用拇指固定针栓，其余四指固定肢体
抽回血，如无回血，另一只手推动针芯，缓慢注入皮试液0.1 mL，形成7~8 mm大小的圆形橘皮样皮丘，使皮肤变白并显露毛孔
迅速拔针，勿按压
再次核对安瓿，告知患者注意事项，洗手，签执行时间，整理用物

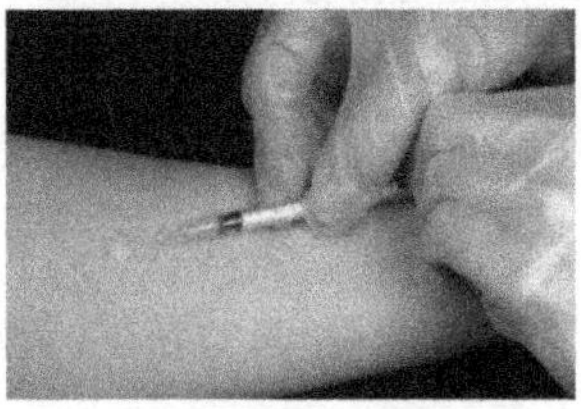

皮内注射手法

观察

观察时间：48~96 h（一般为72 h）
观察内容：注射部位皮丘大小、硬结直径，全身有无不适反应

判断试验结果

核对患者信息及皮试时间
查看患者注射部位皮丘的变化，正确判断试验结果
将结果告知医生及患者，并记录

图1-3　结核菌素纯蛋白衍生物试验（PPD试验）的操作流程

2. 评分标准　见表1-3。

表1-3　PPD试验的评分标准

姓名__________　学号__________　监考人__________　分数__________

项目总分	评分标准及细则	标准分	得分	备注
准备质量标准（10分）	素质要求：服装整洁；仪表端庄；态度和蔼可亲	2		
	评估：患者的年龄、病情、意识、肢体功能、治疗情况、心理及配合程度、预防接种史、过敏史、注射部位皮肤情况等	3		
	患者准备：了解目的与方法，愿意配合，取舒适体位	1		
	环境准备：清洁安静，安全、光线充足	1		
	护士准备：着装规范、洗手、戴N95口罩	1		
	用物准备：75%乙醇、棉签、1 mL注射器、生理盐水、砂轮、纱布、弯盘、无菌巾、治疗盘、PPD原液、软尺、医嘱药物等	2		
操作流程质量标准（60分）	1. 携用物至床旁，核对患者信息（床号、姓名），查看腕带信息，解释，说明操作的目的、方法、意义，取得患者配合	3		
	2. 协助患者取舒适体位，选定部位：左前臂掌侧	2		
	3. 消毒皮肤，待干	10		
	4. 再次核对患者信息	5		
	5. 核对药液，排尽空气	5		
	6. 进针推药，方法同皮内注射法：与皮肤呈5°角进针，推注药液0.1 mL，打出皮丘	10		
	7. 注射完毕，拔针，勿按压	3		
	8. 再次核对	2		
	9. 标记，记录	5		
	10. 协助患者取舒适体位，整理床单位	5		
	11. 判断、记录结果：注射48～96 h后测量皮肤硬结的直径（横径+纵径）/2，得出平均直径。硬结直径≤4 mm为阴性，≥5 mm为阳性	10		
终末质量标准（10分）	健康教育	5		
	处理用物，流动水洗手	2		
	记录：皮试时间及观察结果	1		
	操作熟练、动作准确、观察试验结果及时	2		
理论得分（20分）	简述PPD试验的操作步骤	10		
	简述PPD试验阳性的可能原因	10		
总分		100		

3. 指导患者内容

(1)在观察期间,勿按揉注射部位。

(2)要保持注射部位的干燥,尽量不要碰水。

(3)不要抓挠局部皮肤,否则会影响试验结果的观察。

4. 注意事项

(1)严格执行护理查对制度和无菌技术操作原则。

(2)皮试前,详细询问预防接种史、结核接触史、用药史、过敏史,有无试验禁忌证。

(3)穿刺时,进针以针尖斜面全部进入皮内为宜,进针角度不宜过大,注射剂量应准确,以免影响结果的观察和判断。

(4)嘱患者在观察期间,勿按揉注射部位,以免刺激局部,影响结果的判断。

(5)注射部位避免与水接触,局部勿用沐浴露。

【测一测】

1. 肺结核大咯血时最危险的并发症是(　　)

A. 窒息　　B. 贫血　　C. 肺不张

D. 肺部感染　　E. 出血性休克

2. 大咯血时首选的止血药是(　　)

A. 止血敏　　B. 安络血　　C. 维生素 K

D. 抗血纤溶芳酸　　E. 垂体后叶素

3. 用乙胺丁醇治疗结核性胸膜炎最易出现的不良反应是(　　)

A. 皮疹　　B. 药物热　　C. 胃肠道刺激

D. 肾功能损害　　E. 球后视神经炎

4. 肺结核最可靠的诊断依据是(　　)

A. 痰菌检查阳性　　B. 典型的症状、体征　　C. PPD 试验阳性

D. 测红细胞沉降率增快　　E. 胸部 X 射线摄片发现病灶

5. 判断 PPD 试验结果最重要的指标是(　　)

A. 风团大小　　B. 硬结直径　　C. 红斑直径

D. 有无水疱存在　　E. 发疹时间的快慢

6. 大咯血患者发生窒息首要抢救措施是(　　)

A. 加压吸氧　　B. 取患侧卧位　　C. 立即气管插管

D. 立即应用呼吸兴奋剂　　E. 用导管盲插抽吸血块

7~10 题共用题干

患者,男性,22 岁。受凉后发热、咳嗽、胸痛 1 周入院。经抗感染治疗后胸痛消失,但出现胸闷、憋气、低热、乏力。查体:T 37.3 ℃,P 80 次/min,R 22 次/min,BP 120/80 mmHg。右中下肺叩诊浊音,呼吸音消失。血常规:WBC 11.4×10^9/L,N 78%,红细胞沉降率 35 mm/h。入院初步诊断:结核性胸膜炎。

7. 在抽胸腔积液时,患者突然头晕、胸闷、心悸、出汗、面色苍白。该患者可能是发生了(　　)

A. 胸膜反应　　B. 麻醉药过敏　　C. 肺复张后肺水肿

D. 胸膜刺破所致气胸　　E. 穿破血管致失血性休克早期反应

8. 抽出的胸腔积液为黄色、清亮液体，该积液属于(　　)

A. 浆液性渗出液　　B. 乳糜性渗出液　　C. 脓性渗出液

D. 血性渗出液　　E. 脓性漏出液

9. 护士按医嘱为患者做 PPD 试验，72 h 后测得皮肤硬结的平均直径为 8 mm，局部出现小水疱。该患者 PPD 试验为(　　)

A. 阴性　　B. 弱阳性　　C. 阳性

D. 阳性～强阳性　　E. 强阳性

10. 医嘱予以泼尼松、利福平、异烟肼、链霉素、乙胺丁醇、吡嗪酰胺抗结核治疗。患者发现尿液颜色变橘红色，护士解释原因为(　　)

A. 泼尼松使尿液中产生橘红色产物所致

B. 利福平及其代谢产物颜色使尿液颜色改变

C. 乙胺丁醇致患者对颜色的鉴别力障碍所致

D. 链霉素损害患者肾功能导致尿液颜色改变

E. 异烟肼损害患者肝功能后使肝代谢清除毒物功能减退所致

实训四
支气管哮喘患者护理技能

【案例导入】

刘某,男性,43 岁。以"过敏性哮喘 20 余年,加重 2 d"为主诉入院。20 年前,患者无明显诱因出现全身痒疹,有喘憋症状,于当地医院诊断为"过敏性哮喘",经氨茶碱、地塞米松治疗后症状缓解,但症状反复。春、秋季节易发作,使用支气管解痉剂后迅速缓解。非发作期心肺功能如常人。曾做支气管舒张试验,吸入沙丁胺醇 200 μg 15 min 后,第一秒用力呼气量(FEV_1)增加 21%。2 d 前患上呼吸道感染,继而咳嗽、咳黄痰,发热 38.5 ℃,并逐渐出现气喘,不能平卧,遂入我院治疗。否认既往高血压、冠心病等病史。无烟、酒嗜好,母亲有哮喘病,职业无特殊。

体格检查:T 38.0 ℃,P 104 次/min,R 27 次/min,BP 135/90 mmHg。神志清,端坐位,气促状,呼气性呼吸困难,口唇发绀,额部微汗,颈软,颈静脉无怒张。胸廓无畸形,叩诊过清音,双肺呼吸音低,闻及广泛哮鸣音,两肺底细湿啰音。心浊音界未扩大,心率 104 次/min,律齐,各瓣膜区未闻及病理性杂音。腹部柔软,无腹壁静脉曲张及胃、肠蠕动波。肝肋下未触及,双下肢无水肿。

辅助检查:血气分析示 pH 值 7.31,$PaCO_2$ 86 mmHg,PaO_2 46 mmHg。胸部 X 射线片显示两肺纹理增多,以左肺为重。血常规示 WBC 11.0×10^9/L,N 73.6%,L 16.5%,E 0.6%。Hb 126 g/L。支气管舒张试验阳性。心电图结果正常。

医疗诊断:重症支气管哮喘。

【实训目的】

1. 掌握支气管哮喘的指征和哮喘大发作时的抢救措施。
2. 能正确指导哮喘患者生活中进行自我管理。
3. 熟练掌握吸入剂使用的方法。
4. 了解支气管哮喘的病因、鉴别诊断。
5. 具备爱伤观念,做好人文关怀。

【案例讨论】

1. 请根据患者病情,提出至少 3 个主要护理诊断/问题,并制订护理措施。
2. 请模拟以下情境并分析问题。

情境一:患者因"重症支气管哮喘"自门诊由平车推送进入呼吸科病房。

请结合情境分析:

(1)什么是重症支气管哮喘?

(2)重症支气管哮喘常见的诱因有哪些?

(3)此时应安置患者取什么体位?

情境二:患者经过 3 d 的治疗后,病情较前平稳,但仍自觉呼吸困难、闷气,咳嗽、咳黄色黏痰。医生医嘱显示:头孢哌酮钠舒巴坦钠+氯化钠注射液 100 mL,静脉滴注,每日 2 次;沙美特罗替卡松粉吸入剂经口吸入,每日 2 次,每次 1 吸。

请结合情境分析:如何指导患者使用吸入剂?

情境三:经过 7 d 积极治疗和精心护理,患者痰量明显减少,呼吸困难症状较前明显好转。各项指标基本正常,遵医嘱准备为患者办理出院。患者家属询问护士:"护士,我家人的病平时要注意些什么?吸入剂要长期使用吗?如何监测病情?"

请结合情境分析:

(1)此时护士如何回答患者家属的问题?

(2)如何正确指导患者避免哮喘发作的诱因及正确规律地应用吸入剂?

【实训任务】

吸入剂的使用。

1. 操作流程　见图 1-4。

素质要求

服装整洁
仪表符合要求
态度和蔼可亲

评估

核对患者信息
评估患者的意识、呼吸，口腔有无异常，用药史及过敏史

操作前准备

患者准备：取舒适体位
环境准备：整洁、安静
护士准备：着装规范，洗手
用物准备：沙美特罗替卡松粉吸入剂1套（含准纳器）、水杯（内盛温开水）、记录本

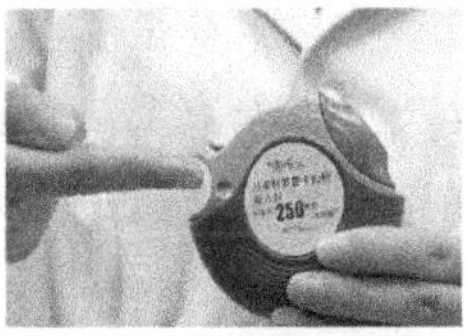

沙美特罗替卡松粉吸入剂

实施

核对患者信息，告知使用吸入剂的目的及方法，取得患者的配合
打开外盖：一只手握住外壳，另一只手的大拇指放在拇指柄上，向外推动拇指直至盖子完全打开
准备吸药：握住准纳器使吸嘴对着自己。向外推滑动杆直至发出咔哒声，表明准纳器已经做好吸药的准备
吸入之前，嘱患者轻轻地呼出一口气(注意勿对瓶口吹气)
将吸嘴含于两唇间，深深快速地吸气，即完成一次吸入动作。深吸气的目的是要让药粉可以深入肺部，达到良好的治疗效果
吸入药粉后，移开吸嘴，屏气5~10 s，然后缓慢呼气
若吸入第二个剂量，应等候1~2 min后再重复上述步骤
将瓶盖归位旋紧
指导患者漱口

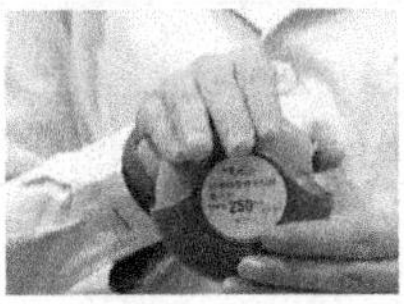

手握外壳方法

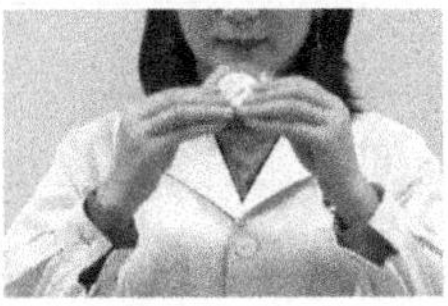

外推滑动杆方法

整理

协助取舒适体位，整理床单位
整理用物
记录药物使用的时间与效果

图1-4 吸入剂使用的操作流程

2. 评分标准 见表1-4。

表1-4 吸入剂使用的评分标准

姓名__________ 学号__________ 监考人__________ 分数__________

项目总分	评分标准及细则	标准分	得分	备注
准备质量标准(10分)	素质要求:服装整洁;仪表端庄;态度和蔼可亲	2		
	评估:患者的意识、呼吸,口腔有无异常,用药史及过敏史	3		
	患者准备:协助患者取舒适体位	1		
	环境准备:整洁、安静	1		
	护士准备:着装规范,洗手	1		
	用物准备:沙美特罗替卡松粉吸入剂1套(含准纳器)、水杯(内盛温开水)、记录本	2		
操作流程质量标准(60分)	1. 携用物至患者床旁,核对患者信息(床号、姓名),查看腕带信息,并告知使用吸入剂的目的、方法、意义,取得患者配合	3		
	2. 打开外盖:一只手握住外壳,另一只手的拇指放在拇指柄上,向外推动拇指直至盖子完全打开	2		
	3. 准备吸药:握住准纳器使吸嘴对着自己。向外推滑动杆直至发出咔哒声,表明准纳器已经做好吸药的准备	10		
	4. 吸入之前,嘱患者轻轻地呼出一口气,注意勿对瓶口吹气	10		
	5. 将吸嘴含于两唇间,深深快速地吸气,即完成一次吸入动作。其目的是要让药粉可以深入肺部,达到良好的治疗效果	5		
	6. 吸入药粉后,移开吸嘴,屏气5~10 s,然后缓慢呼气	5		
	7. 若吸入第二个剂量,应等候1~2 min后再重复上述步骤	5		
	8. 将瓶盖归位旋紧	5		
	9. 指导患者漱口	10		
	10. 协助取舒适体位,整理床单位	1		
	11. 处理用物、洗手	2		
	12. 记录药物使用的时间与效果	2		
终末质量标准(10分)	健康教育	5		
	用药时间与效果记录	3		
	熟练程度:动作轻柔、准确;在规定时间内完成	2		
理论得分(20分)	简述用药后漱口的原因	10		
	简述应用吸入剂的使用要点	10		
总分		100		

3. 指导患者内容

(1)正确使用准纳器的方法。

(2)用药后应及时漱口。

(3)药物不能突然停止使用。

4. 注意事项

(1)遵医嘱正确用药。不可随意加大吸入剂量,或擅自停药,或减量。

(2)掌握使用技巧。掌握干粉吸入器的使用要领,以避免使吸入不到位而降低疗效。

(3)清洁和保存。用干布或干纸巾把吸嘴外侧擦拭干净,严禁用水或其他液体擦洗吸嘴,亦不能放入冰箱中保存。

(4)密切观察。观察患者气喘症状是否改善及生命体征的变化。

(5)用药后漱口。每次吸入后漱口,预防口腔感染。

【测一测】

1. 支气管哮喘发作时下列护理措施<u>不妥</u>的是(　　)
   A. 限制水分摄入　B. 防止患者坠床　C. 禁用吗啡
   D. 半坐位　E. 吸氧
2. 支气管哮喘长期反复发作,最常见的并发症是(　　)
   A. 肺不张　B. 肺结核　C. 阻塞性肺气肿
   D. 上呼吸道感染　E. 自发性气胸
3. 使用舒利迭气雾剂后漱口可减少(　　)
   A. 声嘶和念珠菌病　B. 肺部感染　C. 支气管炎
   D. 肺结核　E. 肺癌
4. 窒息的急救处理最重要的是(　　)
   A. 高流量吸氧　B. 畅通呼吸道　C. 心肺复苏
   D. 静脉输液　E. 防止感染
5. 重症哮喘指哮喘发作持续的时间超过(　　)
   A. 2 h　B. 4 h　C. 6 h
   D. 12 h　E. 24 h
6. 支气管哮喘的主要特征是(　　)
   A. 三凹征　B. 吸气性呼吸困难
   C. 突发性胸痛伴呼吸困难反复发作　D. 混合性呼吸困难
   E. 伴有哮鸣音的呼气性呼吸困难
7. 预防运动性哮喘发作的首选药物是(　　)
   A. 酮替酚　B. 抗生素　C. 色甘酸钠
   D. 糖皮质激素　E. 茶碱控释片
8. 下列关于支气管哮喘体征的描述,最为恰当的是(　　)
   A. 局限性吸气性干啰音　B. 弥漫性呼气性干啰音　C. 反复发作的吸气性干啰音
   D. 弥漫性吸气性干啰音　E. 局限性呼气性干啰音

9 ~10 题共用题干

患者，男性，55岁。反复发作喘息、气短、咳嗽，患者有花粉接触史。查体：端坐呼吸，大汗淋漓，R 35次/min，心率125次/min，双肺可闻及散在呼气相为主的哮鸣音，呼气流量明显降低。血气分析：$PaCO_2$ 50 mmHg，PaO_2 50 mmHg。

9. 此患者目前的诊断为(　　)

A. 哮喘急性发作轻度　B. 哮喘急性发作中度　C. 哮喘急性发作重度
D. 哮喘急性发作危重度　E. 哮喘急性发作严重持续

10. 治疗措施**不正确**的是(　　)

A. 吸入抗胆碱药　B. 静脉滴注氨茶碱
C. 静脉滴注糖皮质激素　D. 雾化吸入 β_2 受体激动药
E. 每天定时吸入糖皮质激素

实训五

慢性阻塞性肺疾病患者护理技能

【案例导入】

孙某,男性,65 岁。小学文化,退休工人。慢性咳嗽、咳痰伴喘息 40 余年,活动后气促 10 年,双下肢水肿 5 年,加重 1 周。患者于 40 年前感冒后出现咳嗽,咳白色黏痰,偶有黄痰,伴喘息。门诊用甲硝唑、氨茶碱等治疗后症状缓解。此后每遇受凉即复发,尤以冬季为甚,多持续 3 ~ 4 个月。10 年前,患者咳嗽加重,并出现活动后气短、呼吸困难加重,活动耐力下降。5 年前出现活动后心悸、下肢水肿,伴腹胀、少尿,夜间不能平卧。经抗炎、平喘、利尿等治疗后症状好转。1 周前感冒后上述症状加重,咳黄色脓痰,口唇发绀,气短、喘憋加重,休息时也感呼吸困难,经上述治疗效果不佳。近 2 d 伴躁动不安,为进一步诊治而门诊就医。既往否认高血压、冠心病等病史。有吸烟史 40 余年,每日 10 支左右,不饮酒。无毒物、粉尘接触史。无心脏病史。无特殊家族史。配偶与子女健在,与配偶同住,家庭关系融洽。患者性格较为开朗,本次为第 1 次住院治疗,对所患疾病了解不多。

体格检查:T 37.8 ℃,P 105 次/min,R 26 次/min,BP 130/85 mmHg。神志清,端坐位,精神较差。口唇发绀,咽腔充血,球结膜水肿。颈静脉怒张,桶状胸,双肺触觉语颤减弱,叩诊过清音,双肺呼吸音低,呼气延长,闻及散在哮鸣音,双下肺闻及中等量细湿啰音。心率 115 次/min,律齐,心界向左扩大,三尖瓣区可闻及 3/6 级收缩期杂音,肺动脉瓣第二音(P_2)>主动脉瓣第二音(A_2)。腹部柔软,无腹壁静脉曲张及胃、肠蠕动波。肝脏在右肋缘下 3 cm 处可触及,肝-颈静脉回流征阳性,移动性浊音阳性,双下肢凹陷性水肿。

辅助检查:血常规示 WBC 13.8×10^9/L,N 92.4%。红细胞沉降率 10 mm/h。肝功能正常。血钾 3.9 mmol/L,钠 132.9 mmol/L,氯 92.8 mmol/L。二氧化碳结合力为 29.3 mmol/L。血气分析示 pH 值 7.29,$PaCO_2$ 70 mmHg,PaO_2 55 mmHg。胸片示膈肌低平,双下肺野布满絮状、斑点状阴影,肺纹理被掩盖,肺动脉段突出,右心室增大。肺功能示 FEV_1/FVC 为 65%,FEV_1 占预计值 40%。心电图示肺性 P 波,电轴右偏,RV_1+SV_5 = 1.3 mV,aVR 呈 QR 型(Q/R>1)。超声心动图示右房、右室增大,右室前壁增厚约 10 mm,三尖瓣、肺动脉瓣回声增粗,反光强,开放可。多普勒可见三尖瓣中重度反流,肺动脉瓣轻中度反流(A/E>1)。

医疗诊断:①慢性阻塞性肺疾病(COPD);②慢性肺源性心脏病(失代偿期);③Ⅱ型呼吸衰竭;④肺部感染;⑤水、电解质紊乱,酸碱失衡。

【实训目的】

1. 能应用临床思维的方法对慢性阻塞性肺疾病呼吸衰竭患者进行护理评估，分析病情。

2. 正确指导患者进行呼吸功能锻炼和吸入性药物的使用。

3. 熟悉慢性阻塞性肺疾病患者的护理流程。

4. 熟练掌握鼻导管氧气吸入技术。

5. 具备爱伤观念，做好人文关怀。

【案例讨论】

1. 请根据患者病情，提出至少3个主要护理诊断/问题，并制订护理措施。

2. 请模拟以下情境并分析问题。

情境一：患者在接诊时呼吸困难，烦躁。查体：端坐位，口唇发绀，球结膜充血，P 120次/min，R 28次/min，意识模糊，谵语。医嘱显示：急查动脉血气分析，持续低流量吸氧，氨茶碱0.25 g+地塞米松10 mg+10%葡萄糖注射液500 mL，静脉滴注；头孢噻肟钠3.0 g+0.9%氯化钠注射液250 mL，静脉滴注；洛贝林3 mg，静脉注射；呋噻米20 mg，静脉注射。

请结合情境分析：

(1)患者发生了什么问题？如何进行抢救处理？

(2)团队成员如何分工协作？

情境二：患者经抢救，呼吸较前平稳，但仍自觉呼吸费力、闷气、咳嗽、咳黄白色黏痰。T 38 ℃，P 110次/min，R 22次/min，BP 130/85 mmHg，SpO_2 85%。动脉血气分析：pH值7.23，PaO_2 50 mmHg，PCO_2 80 mmHg，证实为Ⅱ型呼吸衰竭。医嘱：灭菌注射用水2 mL+布地奈德2 mL，压缩型雾化器雾化吸入，每日2次；舒利迭吸入，每日2次，每次1吸。

请结合情境分析：

(1)此时护士应重点观察患者哪些症状？

(2)如何正确实施雾化吸入，指导患者吸入平喘药物？

情境三：住院第5天，患者痰量减少，自觉呼吸困难较前好转。T 36.5 ℃，P 90次/min，R 18次/min，BP 125/80 mmHg，血气分析显示：pH值7.42，$PaCO_2$ 45 mmHg，PaO_2 75 mmHg，SaO_2 92%。护士巡视病房时，患者家属询问护士："护士，我爸的病平时要注意些什么？"

请结合情境分析：

(1)此时护士如何回答患者家属的问题？

(2)如何正确指导患者进行缩唇呼吸运动、腹式呼吸运动及长期持续的家庭氧疗？

【实训任务】

鼻导管氧气吸入技术。

1. 操作流程　见图1-5。

素质要求 → 服装整洁；仪表符合要求；态度和蔼可亲

评估 → 核对患者信息；评估患者的意识、呼吸，鼻腔有无出血，鼻黏膜有无糜烂，鼻中隔有无偏曲，心理状态，合作程度等

操作前准备 → 患者准备：取平卧位或半卧位；环境准备：环境安全，远离明火与热源；护士准备：着装规范，洗手；用物准备：吸氧装置（氧气流量表、湿化瓶）、一次性鼻导管、棉签、纱布、小药杯（内盛冷开水）、手电筒、用氧记录本等

吸氧 →

核对患者信息，告知吸氧的目的及注意事项，取得患者的配合连接吸氧装置：关流量表开关，将流量表与中心供氧终端连接，再连接湿化瓶（内盛 1/2~2/3 满湿化液）

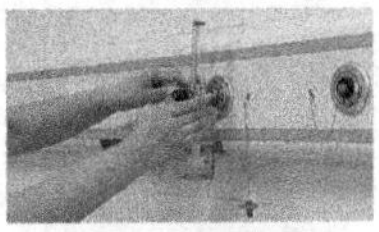

连接吸氧装置

清洁鼻腔：用棉签蘸清水清洁鼻腔

连接鼻导管：将鼻导管与氧气流量表连接，开流量表开关，将鼻塞没入冷开水中，看是否有气泡冒出

调节氧流量：遵医嘱正确调节氧流量

插入与固定：将鼻导管轻轻插入患者鼻腔，并固定导管

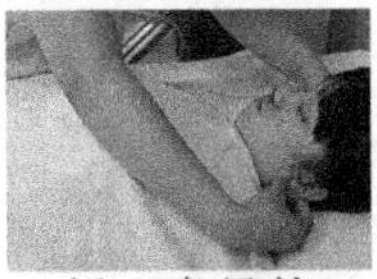

插入鼻导管

记录与观察：记录用氧时间，观察缺氧情况是否好转

停氧 → 评价患者缺氧改善情况；向患者说明停止吸氧的理由；拔出鼻导管，清洁鼻腔；关流量表开关，分离鼻导管；取下流量表与湿化瓶

整理 → 协助取舒适体位，整理床单位；分类处理用物；记录停氧时间

图 1–5　鼻导管氧气吸入技术的操作流程

2. 评分标准　见表 1-5。

表 1-5　鼻导管氧气吸入技术的评分标准

姓名＿＿＿＿＿＿　学号＿＿＿＿＿＿＿　监考人＿＿＿＿＿＿　分数＿＿＿＿＿＿

项目总分	评分标准及细则	标准分	得分	备注
准备质量标准（10 分）	素质要求：服装整洁；仪表符合要求；态度和蔼可亲	2		
	评估：患者的年龄、病情、意识、身体状况及缺氧程度、鼻腔状况、心理状态、合作程度等（口述）	3		
	患者准备：协助患者平卧位或半卧位	1		
	环境准备：中心供氧管道通畅、压力正常，出氧口无灰、无明火、无热源、无油，病房内无人吸烟	1		
	护士准备：洗手、戴口罩	1		
	用物准备：吸氧装置（氧气流量表、湿化瓶）、一次性鼻导管、棉签、纱布、小药杯（内盛冷开水）、手电筒、用氧记录本等	2		
操作流程质量标准（60 分）	1. 核对治疗单，携用物至患者床旁，核对患者信息（床号、姓名），查看腕带信息，解释，说明目的、方法、意义，取得患者配合	3		
	2. 协助患者取舒适体位	2		
	3. 用湿棉签清洁双侧鼻腔	7		
	4. 检查、安装氧气装置	5		
	5. 倒蒸馏水（1/3 ~ 1/2），连接湿化瓶	4		
	6. 检查并连接一次性吸氧管	10		
	7. 打开氧流量开关，按医嘱正确调解节氧流量	3		
	8. 检查鼻导管是否通畅	3		
	9. 将鼻导管轻轻插入患者双侧鼻腔内，固定导管牢固、美观、松紧度适宜	5		
	10. 询问患者感受，交代注意事项	5		
	11. 记录用氧日期，时间及氧流量	3		
	12. 再次核对并签字，评估患者吸氧效果停止用氧	6		
	13. 取下吸氧管，关流量开关，卸下湿化瓶，同时将氧气表卸下	4		
终末质量标准（10 分）	健康教育：教会患者正确配合方式及相关注意事项	5		
	处理用物、洗手	2		
	为患者安置舒适正确体位	1		
	无菌操作、职业防护	1		
	熟练程度：动作娴熟，在规定时间内完成	1		

续表 1-5

项目总分	评分标准及细则	标准分	得分	备注
理论得分(20 分)	简述 COPD 患者吸氧的原则	10		
	简述吸氧有效的指标	10		
总分		100		

3. 指导患者内容

(1)使用氧气时,不能私自调节氧气流量。

(2)在用氧过程中,如果发现导管不通畅或氧气装置有漏气,应立即报告医护人员。

(3)在用氧过程中,如果出现不适等情况,应当立即报告医护人员。

4. 注意事项

(1)注意用氧安全,切实做好“四防”,即防震、防火、防热、防油。

(2)用氧前,应检查氧气装置有无漏气,氧气管是否通畅。

(3)使用氧气时,应先调好氧流量,再插鼻导管;停用氧气时,应先拔出鼻导管,再关氧流量;中途改变吸氧流量时,应先分离鼻导管,调整流量后再接上。

(4)用氧过程中,密切观察患者的缺氧症状是否改善。

(5)持续吸氧的患者,保持鼻腔和鼻导管的清洁与通畅。

(6)常用的湿化液有冷开水、蒸馏水。急性肺水肿患者应选用 20% ~30% 的乙醇湿化。

(7)使用氧气筒给氧时,氧气筒外应悬挂“空”或“满”的标志。氧气筒内气体不可用尽,至少要保留 5 kg/m^2 的压力,以免灰尘进入筒内,再充气时引起爆炸。

(8)应根据具体疾病调节适合的氧浓度和氧流量,以免产生不良影响。

【测一测】

1. 患者,女性,70 岁。COPD 病史 20 年。近日受凉后咳嗽加重,咳大量脓性黏痰,不易咳出。查体:T 37.6 ℃,听诊可闻痰鸣音,伴喘息。此时患者最主要的护理问题是(　　)
   A. 体温过高　B. 活动无耐力　C. 气体交换受损　D. 低效性呼吸型态　E. 清理呼吸道无效
2. 患者,男性,60 岁。慢性咳嗽、咳痰 15 年,近 2 年来劳动时出现气短,2 d 前感冒后病情加重,咳脓痰且不易咳出。查体:T 36.5 ℃,神志清,桶状胸,双肺叩诊过清音,呼吸音低。以慢性支气管炎合并慢性阻塞性肺疾病入院治疗,患者应给予的氧疗方式为(　　)
   A. 间歇给氧　B. 高压给氧　C. 乙醇湿化给氧　D. 低浓度持续给氧　E. 高浓度持续给氧
3. 患者,女性,50 岁。慢性支气管炎、肺气肿病史 20 年。于剧烈咳嗽后突然出现呼吸困难,右胸刺痛,逐渐加重。该患者最可能是发生了(　　)
   A. 气胸　B. 胸腔积液　C. 支气管哮喘

D. 急性心肌梗死　　E. 慢性支气管炎急性发作

4. 患者，男性，59 岁。因进行性呼吸困难入院治疗。患者神志清楚，咳嗽、咳痰，痰多黏稠，活动后气促加重。FEV_1 占预计值 65%，FEV_1/FVC 为 45%，$PaCO_2$ 55 mmHg，PaO_2 55 mmHg。考虑为中度慢性阻塞性肺疾病。该患者目前最适宜的给氧方法是（　　）

A. 给予面罩吸氧　　B. 长期家庭氧疗　　C. 呼吸机辅助呼吸

D. 持续气道正压通气　　E. 鼻导管持续低流量吸氧

5. 患者，女性，62 岁。反复咳嗽、咳痰 30 年，加重 2 d，夜间因烦躁不安服用地西泮 5 mg 入睡，晨起呼吸浅促。导致上述表现的最可能原因是（　　）

A. 地西泮过量　　B. 地西泮过敏反应　　C. 地西泮的镇咳作用

D. 地西泮的镇静作用　　E. 地西泮抑制呼吸中枢

6 ~ 8 共用题干

患者，男性，63 岁。确诊为慢性阻塞性肺疾病 8 年，呼吸困难逐渐加重，经常咳嗽、咳痰，遵医嘱服用 β_2受体激动药和长期家庭氧疗。

6. 为改善呼吸功能，患者需要进行呼吸功能锻炼，适宜的锻炼方法是（　　）

A. 加强腹式呼吸+用鼻吸气，经口缓呼，呼气时口唇收拢

B. 加强胸式呼吸+用鼻吸气，经口用力快速呼气

C. 加强腹式呼吸+用鼻吸气，经口用力快速呼气

D. 加强胸式呼吸，经鼻用力呼气

E. 同时加强胸式和腹式呼吸

7. 下列对患者缩唇呼吸锻炼的指导内容，<u>不正确</u>的是（　　）

A. 闭嘴经鼻吸气　　B. 通过缩唇缓慢呼气

C. 呼气时收缩腹部　　D. 吸气与呼气时间比为 1 : 2 或 1 : 3

E. 通过缩唇形成的微弱阻力延长吸气时间

8. 下列有关长期家庭氧疗的描述，<u>不正确</u>的是（　　）

A. 可在 PaO_2<55 mmHg 或 SaO_2<88% 时应用

B. 可在 PaO_2 55 ~ 60 mmHg，并有心力衰竭时应用

C. 可提高慢性阻塞性肺疾病伴有呼吸衰竭患者的生存率

D. 吸氧流量为 1 ~ 2 L/min

E. 吸氧持续时间≤10 h/d

9 ~ 10 共用题干

王某，慢性阻塞性肺疾病患者，咳嗽加剧且痰液黏稠不易咳出，医嘱做超声雾化吸入。

9. 吸入过程中，水槽内水温不得超过（　　）

A. 30 ℃　　B. 40 ℃　　C. 50 ℃

D. 60 ℃　　E. 70 ℃

10. 雾化吸入毕，<u>无须</u>消毒的用物是（　　）

A. 水槽　　B. 雾化罐　　C. 口含嘴

D. 面罩　　E. 螺纹管

实训六

肺源性心脏病患者护理技能

【案例导入】

刘某,男性,68 岁,退休教师。22 年前受凉后渐起咳嗽、咳脓痰,经青霉素静脉滴注治疗后好转。每年发作 1 ~2 次,多在冬、春季,工作和日常生活不受影响。3 年前咳嗽、咳痰加重,晨起加剧,咳白色泡沫痰,活动如爬楼梯、快步走等感心悸、气促,休息后可缓解。在当地医院诊断为"慢性支气管炎,肺气肿",此后经常服用止咳、祛痰药物。2 年前发作频率增加。1 周前受凉后咳嗽加重、咳黄色脓性痰伴发热,痰量增至每天 100 mL 左右,难咳出,心悸、气促加重伴双下肢水肿,尿量减少,遂入院治疗。无发热、盗汗、胸痛及咯血。既往幼年曾患"麻疹",有 35 年吸烟史,每日 20 支左右。无饮酒嗜好。

体格检查:T 37.8 ℃,P 114 次/min,R 32 次/min,BP 100/60 mmHg,SpO_2 90%。发育正常,营养中等,慢性病容,神志不清,半坐卧位。巩膜及皮肤无黄染,浅表淋巴结无肿大。颈静脉充盈,桶状胸,肋间隙增宽。两侧呼吸运动对称,触觉语颤减弱,无胸膜摩擦感,叩诊过清音。两肺呼吸音减弱,双肺下野可闻及细湿啰音。心前区无隆起,剑突下可见心尖搏动,未触及震颤,心界叩不出,心音遥远,心率 114 次/min,律齐,肺动脉瓣区第二心音亢进,三尖瓣区可闻及Ⅵ期收缩期杂音。腹平软,肝肋缘下 2 cm,剑突下 3 cm,质中,边缘钝,触痛不明显,肝-颈静脉回流征阳性,移动性浊音阴性。双下肢轻度凹陷性水肿。

辅助检查:血常规示 Hb 153 g/L,RBC 4.8×10^{12}/L,WBC 9.0×10^{9}/L,N 81.7%,L 18.3%。肝、肾功能正常,电解质正常。血气分析示 pH 值 7.35,PaO_2 73 mmHg,$PaCO_2$ 56 mmHg。肺功能检查示 FEV_1 占预计值 59%,FEV_1/FVC 35%。

医疗诊断:①慢性阻塞性肺疾病(急性加重期);②慢性肺源性心脏病。

【实训目的】

1. 能应用临床思维的方法对慢性肺源性心脏病患者进行护理评估,分析病情。
2. 能正确指导患者药物的使用。
3. 熟悉慢性肺源性心脏病患者的护理流程。
4. 熟练掌握痰标本采集技术。
5. 具备爱伤观念,做好人文关怀。

【案例讨论】

1. 请根据患者病情,提出至少 3 个主要护理诊断/问题,并制订护理措施。
2. 请模拟以下情境并分析问题。

情境一:患者入院后护理体检,生命体征:T 37.7 ℃,P 112 次/min,R 26 次/min,BP 120/66 mmHg。慢性病容,神志不清,半坐卧位。颈静脉充盈,桶状胸,肋间隙增宽。两侧呼吸运动对称，触觉语颤减弱，无胸膜摩擦感，叩诊过清音。两肺呼吸音减弱，双肺下野可闻及细湿啰音。

请结合情境分析：

(1)患者发生了什么问题？如何分工协作进行抢救处理？

(2)此时护士应重点观察患者哪些病情要点？

(3)如何留取痰液标本？

情境二：患者入院第5天，经过精心的治疗和护理，T 36.6 ℃，P 91次/min，R 20次/min，BP 120/70 mmHg。患者精神好转，食欲增加，欲出院。

请结合情境分析：

(1)此时护士如何做好出院指导？

(2)如何指导患者实施家庭氧疗？

(3)如何指导患者进行呼吸功能锻炼？

【实训任务】

痰标本采集技术。

1. 操作流程　见图1-6。

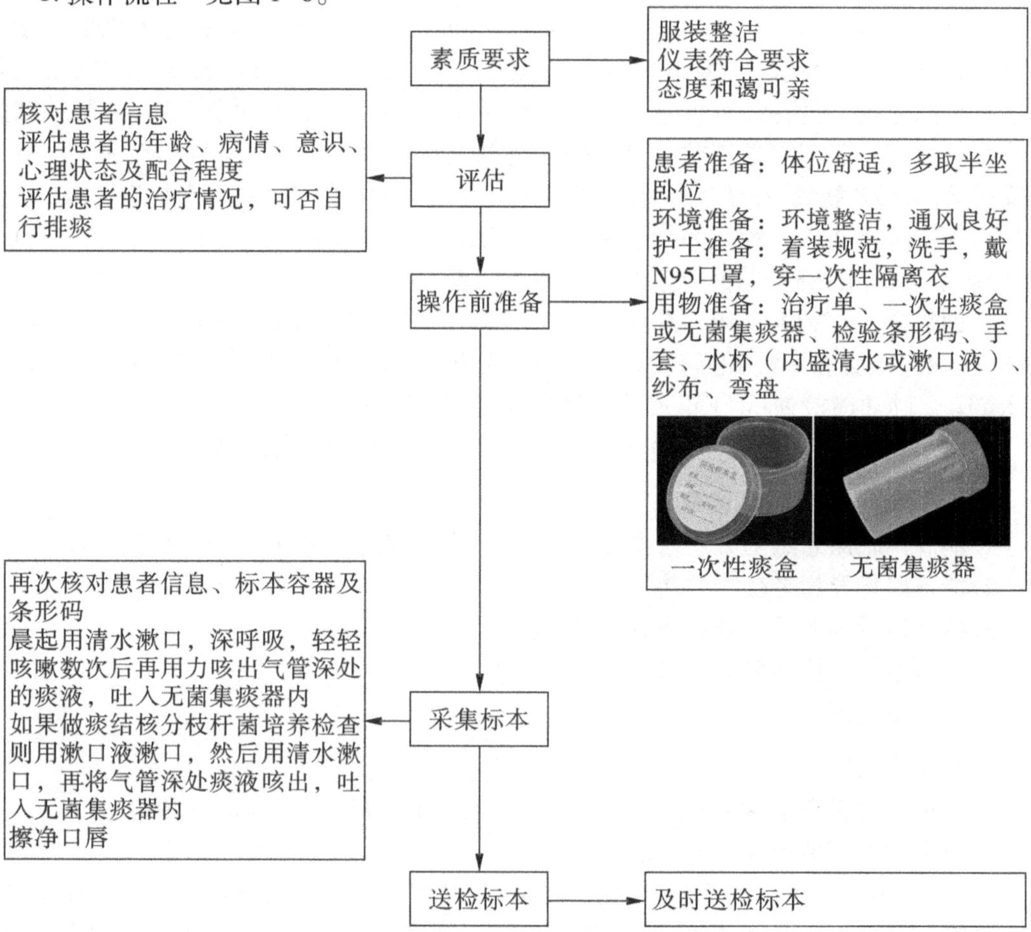

图1-6　痰标本采集技术的操作流程

2. 评分标准　见表1-6。

表1-6　痰标本采集技术的评分标准

姓名____________　学号____________　监考人____________　分数____________

项目总分	评分标准及细则	标准分	得分	备注
准备质量标准（10分）	素质要求：服装整洁；仪表端庄；态度和蔼可亲	1		
	评估：患者的年龄、病情、意识、心理状态、配合程度、治疗情况，可否自行排痰	2		
	患者准备：体位舒适，多取半坐卧位	1		
	环境准备：环境整洁，通风良好	1		
	护士准备：着装规范，洗手，戴N95口罩，穿一次性隔离衣	2		
	用物准备：治疗单、一次性痰盒或无菌集痰器、检验条形码、手套、水杯（内盛清水或漱口液）、纱布、弯盘	3		
操作流程质量标准（60分）	1. 携用物至患者床旁，核对患者信息（床号、姓名），查看腕带信息，解释，说明操作的目的、方法、意义，取得患者配合	10		
	2. 再次核对患者信息、标本容器及条形码	10		
	3. 晨起用清水漱口，深呼吸，轻轻咳嗽数次后再用力咳出气管深处的痰液，吐入无菌集痰器内	10		
	4. 如果做痰结核分枝杆菌培养检查则用漱口液漱口，然后用清水漱口，再将气管深处痰液咳出，吐入无菌集痰器内	10		
	5. 擦净口唇	10		
	6. 及时送检标本	10		
终末质量标准（10分）	健康教育：指导痰液标本收集的方法及注意事项	3		
	处理用物、洗手	2		
	及时记录	2		
	熟练程度：动作轻柔、稳重、准确；在规定时间内完成	3		
理论得分（20分）	简述痰液标本采集的流程	10		
	铁锈色痰见于什么病？粉红色痰见于什么病？	10		
总分		100		

3. 指导患者内容

（1）勿将漱口水，口腔、鼻咽分泌物（如唾液、鼻涕）等混入痰液中。

（2）标本留取后尽快送检。

（3）按要求漱口，尽量排除口腔内大量杂菌。

4. 注意事项

(1)采集标本的最佳时机是在使用抗结核药物之前,清晨清水漱口后留痰,避免混入唾液,因清晨痰液量比平时偏多,痰内细菌也多,可提高检出阳性率。

(2)采集痰标本时,医护人员需注意做好自身防护,戴口罩、手套。

(3)在采集痰标本做痰结核分枝杆菌培养时,应严格无菌技术操作,避免污染标本。

(4)为防止标本中原始菌的死亡或繁殖,送检时间最好在 30 min 内,不得超过 2 h。

(5)如查癌细胞,应用 10% 甲醛溶液或 95% 乙醇溶液固定痰液后立即送检。

(6)做 24 h 痰量和分层检查时,应嘱患者将痰吐在无色广口大玻璃瓶内,加少许防腐剂(如苯酚)防腐。

(7)留取痰培养标本时,应用朵贝氏液及冷开水漱口数次,尽量排除口腔内大量杂菌。

(8)痰不易咳出者,可先雾化吸入生理盐水,再咳出痰液。

【测一测】

1. 患者,男性,56 岁。诊断为慢性肺源性心脏病。血气分析结果示:PaO_2 53 mmHg,$PaCO_2$ 61 mmHg。该患者适宜的氧疗方法是(　　)

A. 持续低流量给氧　B. 间断低流量给氧　C. 间断高浓度给氧
D. 持续中浓度给氧　E. 持续高浓度给氧

2. 引起肺源性心脏病最常见的病因是(　　)

A. 重症肺结核　B. 支气管扩张药　C. 慢性阻塞性肺疾病
D. 肺间质纤维化　E. 大叶性肺炎

3. 肺源性心脏病死亡的首要原因是(　　)

A. 休克　B. 弥散性血管内凝血(DIC)　C. 肺性脑病
D. 心律失常　E. 心力衰竭

4. 肺源性心脏病呼吸衰竭时吸氧应(　　)

A. 按需给氧　B. 高流量间断吸氧　C. 高流量持续吸氧
D. 低浓度间断给氧　E. 低浓度(<35%)持续给氧

5. 慢性支气管炎并发肺气肿时,其主要的症状是(　　)

A. 突然出现的呼吸困难　B. 逐渐加重的呼吸困难　C. 喘息
D. 咳嗽　E. 咯血

6. 患者,男性,82 岁。因肺部感染,慢性肺源性心脏病,Ⅱ型呼吸衰竭入院。患者意识不清,已行机械通气治疗。护士在对其进行开放式气管内吸痰操作时,<u>不妥</u>的是(　　)

A. 采用负压进行吸痰　B. 吸痰中加大给氧流量
C. 每次吸引持续时间不超过 15 s　D. 两次抽吸间隔时间大于 3 min
E. 吸痰时帮助患者平卧且头偏向一侧

7. 肺源性心脏病肺动脉高压的最主要原因是(　　)

A. 高碳酸血症　B. 血容量增加　C. 血液黏稠度增加
D. 缺氧性肺血管收缩　E. 慢性炎症所致的肺动脉狭窄

8～10 题共用题干

患者，男性，67 岁。10 年前确诊为 COPD。半年来呼吸困难加重，伴下肢水肿，诊断为肺源性心脏病。2 d 前受凉后出现咳嗽、咳痰，痰量多，气促、水肿加重，住院治疗。

8. 下列护士对患者的饮食指导中，**错误**的是(　　)

A. 宜进高纤维素、易消化、清淡饮食　　B. 避免含糖高的食物

C. 多饮水以促进排痰　　D. 碳水化合物摄入≤60%

E. 进餐前后漱口，保持口腔清洁

9. 该患者咳痰无力，近日出现头痛、烦躁不安、表情淡漠、神志恍惚，此时患者可能发生了(　　)

A. 脑梗死　　B. 低钙血症　　C. 肺性脑病

D. 心力衰竭　　E. 骨骼肌震颤

10. 出现上述情况后正确的氧疗方法是(　　)

A. 应用呼吸机　　B. 给予面罩吸氧

C. 1～2 L/min 持续吸氧　　D. 持续低流量高浓度吸氧

E. 吸氧浓度控制在 30%～35%

实训七

呼吸衰竭患者护理技能

【案例导入】

患者,男性,62 岁。反复咳嗽、咳痰 20 年,呼吸困难 5 年,加重 2 d 入院。患者于 20 年前无明确诱因出现咳嗽,咳白色黏痰,量 5 ~ 10 mL/d,无痰中带血、发热、盗汗,无胸痛、呼吸困难,无双下肢水肿。自服头孢类抗生素及止咳祛痰药物,症状可逐渐缓解。此后,上述症状每于受凉感冒后反复发作,以秋、冬季明显。5 年前逐渐出现活动后气促,曾于县医院做肺功能检查,结果提示"阻塞性通气功能障碍",呼吸困难逐渐加重。2 d 前,患者受凉后再次出现咳嗽、咳黄白色黏痰,呼吸困难加重,稍活动即感气短,无胸痛及双下肢水肿,口服"氨茶碱"并到社区卫生所吸氧治疗后,症状无明显缓解,遂到本院就诊。本次发病以来,患者精神、食欲、睡眠欠佳,大小便正常,体重无变化。否认高血压、心脏病及糖尿病病史。否认传染病及其接触史。吸烟 25 年,20 支/d,已戒 3 年。偶饮酒。无遗传病家族史。

体格检查:T 36.8 ℃,P 98 次/min,R 24 次/min,BP 136/76 mmHg。神志清楚,由他人扶入病房。浅表淋巴未触及肿大。口唇无发绀。颈静脉无怒张。桶状胸,双肺触觉语颤减弱,叩诊呈过清音,呼吸音减弱,可闻及散在哮鸣音,双肺底少许湿啰音,未闻及胸膜摩擦音。心界不大,心率 98 次/min,律齐,各瓣膜听诊区未闻及杂音。双下肢无水肿。

实验室检查:血常规示 Hb162 g/L,RBC 5.8×10^{12}/L,WBC 12.0×10^{9}/L,N 81.7%,L 18.3%。肝、肾功能正常,电解质正常。动脉血气分析示 pH 值 7.34,PaO_2 58 mmHg,$PaCO_2$ 52 mmHg。心电图:窦性心律,电轴右偏。

医疗诊断:①慢性阻塞性肺疾病(急性加重);②Ⅱ型呼吸衰竭。

【实训目的】

1. 能应用临床思维的方法对呼吸衰竭患者进行护理评估,分析病情。
2. 能正确指导患者药物的使用。
3. 熟悉呼吸衰竭患者的护理流程。
4. 熟练掌握动脉血标本采集方法。
5. 具备爱伤观念,做好人文关怀。

【案例讨论】

1. 请根据患者病情,提出至少 3 个主要护理诊断/问题,并制订护理措施。
2. 请模拟以下情境并分析问题。

情境一:患者由家人扶入呼吸内科病房后,接诊护士为其进行护理体检,发现患者呼吸困难,烦躁。端坐位,口唇发绀,球结膜充血,P 120 次/min,R 28 次/min,意识模糊,谵语。医嘱:急查动脉血气分析;持续低流量吸氧 2 L/min;头孢曲松钠皮试。

请结合情境分析：

(1)患者可能发生了什么问题？如何进行抢救处理？

(2)如何进行动脉血标本采集？

情境二：患者经抢救呼吸较前平稳，但仍自觉呼吸费力、闷气，咳嗽、咳黄白色黏痰，痰液黏稠，不易咳出。

请结合情境分析：

(1)清除痰液，保持呼吸道通畅的方法有哪些？

(2)如何正确为患者翻身叩背？

【实训任务】

动脉血标本采集。

1. 操作流程　见图1-7。

素质要求 →
服装整洁
仪表符合要求
态度和蔼可亲

评估 →
核对患者信息
评估患者的病情、意识状态、生命体征、血管情况、肢体活动能力、氧疗情况及合作程度
评估患者穿刺部位皮肤及动脉搏动情况

操作前准备 →
患者准备：取合适体位，暴露穿刺部位
环境准备：环境整洁、宽敞，光线适宜
护士准备：着装规范，洗手，戴口罩
用物准备：皮肤消毒液、肝素抗凝注射器或一次性使用动脉血样采血器、橡胶塞、无菌棉签、手套、小沙袋、化验单或条形码等

定位、穿刺 →
告知患者操作的目的及注意事项，取得患者的配合
定位：选择合适的采血部位，首选桡动脉穿刺，于前臂掌侧腕关节上2 cm动脉搏动明显处
消毒：以穿刺点为中心，由内向外呈螺旋形消毒皮肤2遍，直径在5 cm以上
戴无菌手套
穿刺：用示指触摸动脉搏动最明显处，右手持针，与皮肤呈45°~90°角进针。穿刺后不必抽吸，如确定进入动脉，血液可自行进入针筒内
待采集血量足够，拔出针头立即刺入橡皮塞，与空气隔绝
按压动脉穿刺处5~10 min，以防出现局部血肿
双手搓动采血器或注射器，使肝素与血液混匀，防止凝血

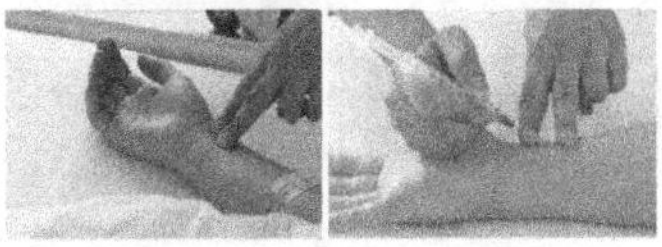

定位　　　穿刺

整理 →
协助患者取舒适体位
记录患者的体温、吸氧浓度
整理床单位
立即送检，宜在30 min内完成检验

图1-7　动脉血标本采集的操作流程

2. 评分标准 见表1-7。

表1-7 动脉血标本采集的评分标准

姓名__________ 学号__________ 监考人__________ 分数__________

项目总分	评分标准及细则	标准分	得分	备注
准备质量标准(10分)	素质要求:服装整洁;仪表端庄;态度和蔼可亲	2		
	评估:患者的意识、生命体征、氧疗情况、合作程度等	3		
	患者准备:协助患者取舒适的体位,暴露穿刺部位	1		
	环境准备:安全、宽敞、安静,光线适宜	1		
	护士准备:洗手、戴口罩	1		
	用物准备:肝素抗凝注射器或一次性使用动脉血样采血器、橡胶塞、棉签、手套、消毒液、化验单或条形码等	2		
操作流程质量标准(60分)	1. 备齐物品携至患者床旁,核对医嘱及患者信息(床号、姓名),查看腕带信息,解释,说明操作目的、方法、意义,取得患者配合	3		
	2. 评估患者穿刺部位皮肤及动脉搏动情况	2		
	3. 协助患者取舒适体位,暴露采血的部位	5		
	4. 准备注射器或血气针:抽取少量的肝素湿润注射器(排尽)或使用专用血气针,并查对有效期及质量	3		
	5. 选取合适的穿刺部位(通常为桡动脉或者为肱动脉)	5		
	6. 二次核对:再次核对患者的床号、姓名	5		
	7. 消毒穿刺部位:以穿刺点为中心,由内向外呈螺旋形消毒皮肤2遍,直径至少5 cm	3		
	8. 穿刺:用示指触摸动脉搏动最明显处,右手持针,与皮肤呈45°~90°进针	5		
	9. 取到所需血量后,左手用棉签按住穿刺点,右手拔针,插入橡皮塞(拔针后立即将针尖斜面刺入橡皮塞隔绝空气)	5		
	10. 转动,混匀:将血气针轻轻转动,使血液与肝素充分混匀	5		
	11. 按压:用无菌纱布加压止血,并告知患者或患者家属按压穿刺部位5~10 min,直至无出血为上	5		
	12. 再次核对:核对患者的床号与姓名	2		
	13. 协助患者取舒适体位	2		
	14. 整理床单位	2		
	15. 标本贴标签,并及时送检	5		
	16. 处理用物、洗手	3		

续表 1-7

项目总分	评分标准及细则	标准分	得分	备注
终末质量标准（10 分）	健康教育	5		
	态度严肃、认真	2		
	记录	1		
	熟练程度：动作轻柔、稳重、准确，并在规定时间内完成	2		
理论得分（20 分）	除了桡动脉、肱动脉，穿刺时还可以在哪些部位进行？	10		
	拔针后为什么要立即将针尖斜面刺入橡皮塞以隔绝空气？	10		
总分		100		

3. 指导患者内容

（1）指导患者检查的目的和配合方法。

（2）指导患者正确按压穿刺点，时间至少是 5 min。

（3）指导患者保持穿刺点清洁、干燥。

（4）标本采集后 30 min 内送检，以免影响结果。

4. 操作注意事项

（1）严格执行无菌技术操作原则，预防感染。

（2）标本采集后应立即隔绝空气，以免影响检验结果的准确性。

（3）凝血功能障碍者穿刺后延长按压时间，至不出血为止。如为股动脉采血嘱患者勿过早下床活动；如压迫止血无效可加压包扎。

（4）若患者有饮热水、洗澡、运动等情况，需休息 30 min 后再采血。

（5）标本采集后及时标识患者的体温和吸氧浓度，且 30 min 内送检。

【测一测】

1. 生化检验的血标本采集最佳时间为（　　）

A. 临睡前　　B. 饭后　　C. 午后

D. 夜间熟睡时　　E. 清晨空腹时

2. 下列有关血标本采集法**错误**的是（　　）

A. 血气分析应备干燥注射器和肝素　　B. 血生化标本应清晨空腹时采血

C. 输液时在对侧肢体采血　　D. 血清标本防止试管内凝血

E. 需采集多项标本时计算总需血量

3. 呼吸衰竭低流量吸氧的目的是保持（　　）

A. 二氧化碳对呼吸中枢的刺激　　B. 缺氧对呼吸中枢的刺激

C. 缺氧及二氧化碳潴留对中枢的刺激　　D. 缺氧对颈动脉体化学感受器的刺激

E. 二氧化碳潴留对颈动脉体化学感受器的刺激

4. 引起呼吸衰竭最常见的疾病是(　　)

A. 肺炎　　B. 肺结核　　C. 自发性气胸

D. 支气管肺癌　　E. 慢性阻塞性肺疾病

5. 呼吸衰竭主要的诱发因素为(　　)

A. 过度劳累　　B. 精神紧张　　C. 营养不良

D. 呼吸道感染　　E. 长期吸烟

6. 慢性呼吸衰竭缺氧明显伴二氧化碳潴留时，氧疗的浓度是(　　)

A. $<25\%$　　B. $<35\%$　　C. $<45\%$

D. $<55\%$　　E. $<65\%$

7. 对观察呼吸衰竭患者出现肺性脑病先兆最有价值的是(　　)

A. 呼吸　　B. 心律　　C. 神志与精神状态

D. 血压　　E. 瞳孔

8. 呼吸衰竭患者，血气分析：PaO_2 50 mmHg，$PaCO_2$ 70 mmHg。合适的吸氧浓度为(　　)

A. 10% ~ 20%　　B. 25% ~ 29%　　C. 30% ~ 40%

D. 45% ~ 50%　　E. 40% ~ 60%

9. 患者，男性，67 岁。患慢性阻塞性肺疾病近 20 年，1 周前突发高热，咳嗽伴咳痰急诊入院。入院后给予抗生素经验性治疗，体温持续在 39 ~ 40 ℃，并出现寒战。疑有菌血症，为明确诊断，此时应考虑做的检查是(　　)

A. 血常规　　B. 血培养　　C. 痰培养

D. 肺功能检查　　E. 胸部 X 射线检查

10. 呼吸衰竭最突出的临床表现是(　　)

A. 咳嗽、咳痰　　B. 呼吸困难　　C. 胸闷、气促

D. 疲乏、无力　　E. 心悸、胸痛

（黄建新）

第二部分

循环系统疾病患者的护理

实训一

慢性心力衰竭患者护理技能

【案例导入】

许某，男性，76 岁。因“胸闷、气喘 4 年余，再发加重 3 d”入院。患者 4 年前不明原因出现胸闷、气喘，活动后明显，休息后好转，常在受凉或劳作后发作。活动耐量进行性下降，曾多次在某院以“慢性心力衰竭”诊治。近 3 d 来患者受凉后再发胸闷、气喘，平卧位明显，半卧位或侧卧位好转，平地行走 100 m 即可引起症状。此次发病伴上腹部不适，食欲减退，有咳嗽、咳痰，无发热。既往有高血压病病史 10 余年，血压控制良好。有吸烟史，每天约 20 支。

体格检查：T 36.4 ℃，P 112 次/min，R 20 次/min，BP 152/124 mmHg。神志清楚，慢性病容，双肺闻及少许湿啰音，心律整齐，心音正常，双下肢轻度水肿。

辅助检查：心脏彩超示全心增大、心功能降低、二尖瓣中度反流。

医疗诊断：①慢性心力衰竭；②高血压性心脏病。

【实训目的】

1. 掌握慢性心力衰竭基本病因及常见诱发因素。

2. 掌握心功能分级标准。

3. 能运用临床思维方法对慢性心力衰竭患者进行护理评估，指出护理问题并正确实施护理。

4. 能正确使用微量注射泵，准确用药。

5. 具有认真负责的工作态度，能关心体贴患者。

【案例讨论】

1. 请根据患者病情，提出至少 3 个主要护理诊断/问题，并制订护理措施。

2. 请模拟以下情境并分析问题。

情境一：患者胸闷、气喘明显，门诊平车推入心内科病房，护士搬运到病床上，遵医嘱给予床旁心电监护，氧气吸入 3 L/min，5% 葡萄糖注射液 40 mL+硝酸甘油 20 mg 微量泵入，泵入速度为 5 mL/h。

请结合情境分析：

(1)患者目前心功能状况。

(2)目前护理病情观察要点。

(3)说出静脉滴注硝酸甘油的主要作用。

情境二：患者经过治疗后出院，医嘱：美托洛尔片(12.5 mg，每天 2 次)、螺内酯片(20 g，晨服)、呋塞米片(20 g，晨服)及地高辛片(0.125 mg，每天 1 次)。2 周后患者自述恶心、食欲减退、乏力、出现绿视再次入院诊治。心电图示：心房颤动。

请结合情境分析：

(1)患者本次就诊最可能原因是什么？

(2)针对该状况的处理措施有哪些？

【实训任务】

微量注射泵使用。

1. 操作流程　见图2-1。

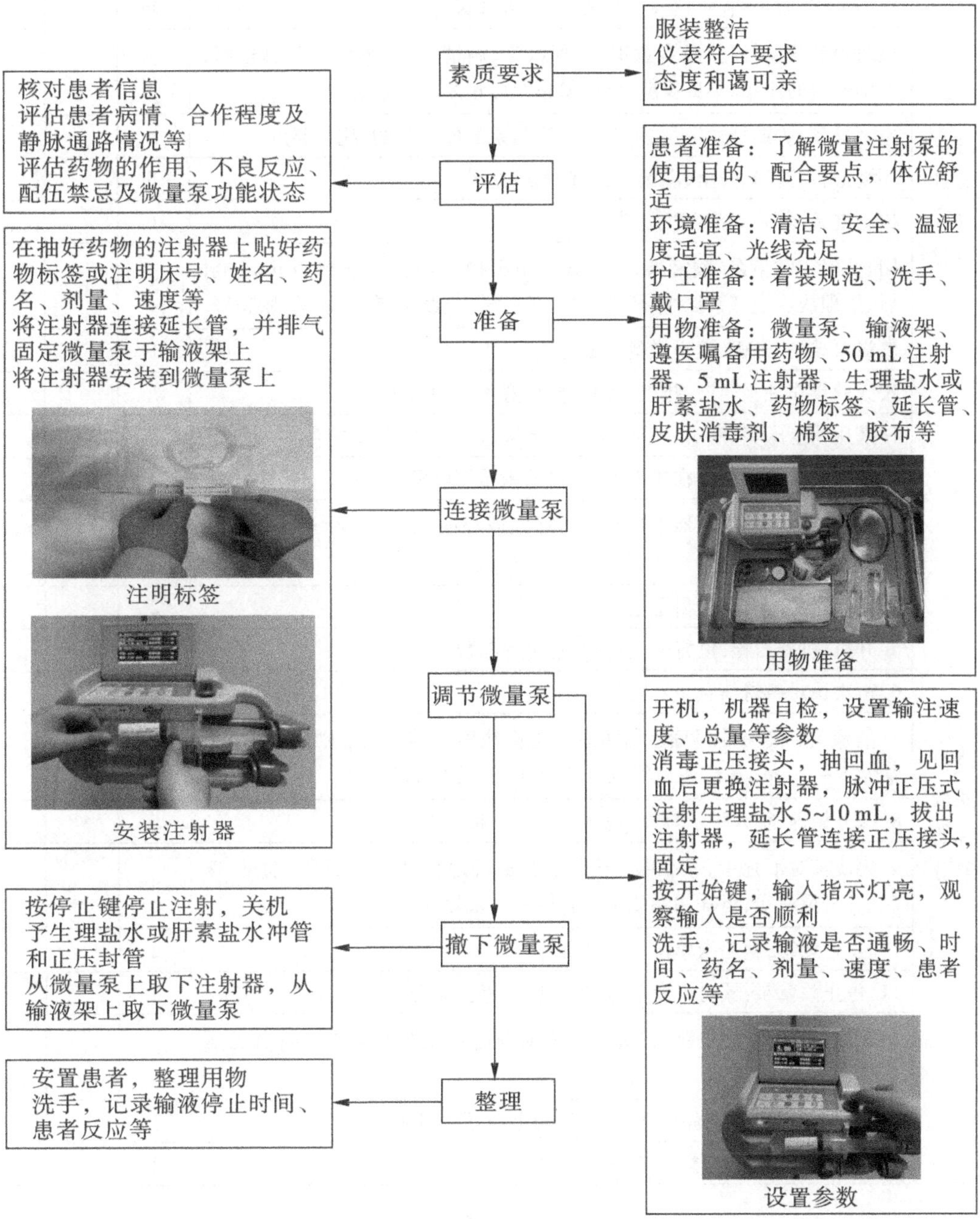

图2-1　微量注射泵使用的操作流程

2. 操作流程　见表2-1。

表2-1　微量注射泵使用技术的评分标准

姓名＿＿＿＿＿＿　学号＿＿＿＿＿＿　监考人＿＿＿＿＿＿　分数＿＿＿＿＿＿

项目总分	评分标准及细则	标准分	得分	备注
准备质量标准（10分）	素质要求：服装整洁，仪表符合要求，态度和蔼可亲	1		
	核对患者信息，评估患者意识、心理状态、病情、合作程度及静脉通路；评估药物的作用、不良反应、配伍禁忌及微量泵功能状态	2		
	患者准备：协助舒适卧位，了解微量注射泵的使用目的、配合要点	1		
	环境准备：清洁、安全、温湿度适宜、光线充足	1		
	护士准备：着装规范、洗手、戴口罩	1		
	用物准备：微量泵、输液架、遵医嘱备用药物、50 mL注射器、5 mL注射器、生理盐水或肝素盐水、药物标签、延长管、皮肤消毒剂、棉签、胶布等	2		
	微量泵准备：开机，检查微量泵的性能	1		
	按无菌操作抽吸药液，排气，接延伸管，置于无菌盘中	1		
操作流程质量标准（60分）	1. 携用物至床旁，核对、解释，协助患者取舒适体位，告知配合	3		
	2. 将微量泵垂直固定在输液架上，接通微量泵电源	5		
	3. 在抽好药物的注射器上贴好药物标签或注明床号、姓名、药名、剂量、速度等	5		
	4. 将注射器安装到微量泵上	2		
	5. 开机，机器自检，设置输注速度、总量等参数	3		
	6. 再次核对患者信息，手消毒	5		
	7. 消毒正压接头，抽回血，见回血后更换注射器，脉冲正压式注射生理盐水5～10 mL，拔出注射器，延长管连接正压接头，固定	10		
	8. 按开始键，输入指示灯亮，观察输入是否顺利	5		
	9. 再次核对治疗卡，手消毒，记录输液是否通畅、时间、药名、剂量、速度、患者反应等，将呼叫器放于患者伸手可及处	5		
	10. 安置患者，整理床单位，整理用物	2		
	11. 停止微量泵：核对患者信息，告知患者停止原因	5		
	（1）按停止键停止注射，关机。给予生理盐水或肝素盐水冲管和正压封管	5		
	（2）从微量泵上取下注射器，从输液架上取下微量泵	3		
	12. 协助患者取舒适体位，整理床单位	2		

续表 2-1

项目总分	评分标准及细则	标准分	得分	备注
终末质量标准（10 分）	健康教育	2		
	按规范处理用物，清洁微量注射泵放回原处备用	2		
	洗手，记录输液停止时间、患者反应等	2		
	程序正确，操作熟练，动作规范，手法轻柔，时间把握合理	2		
	解释合理，沟通恰当，体现人文关怀	2		
理论得分（20 分）	简述微量泵使用中的注意事项	10		
	简述微量泵报警的主要原因	10		
总分		100		

3. 指导患者内容

（1）告知患者使用微量泵的目的、输入药物的名称、输液速度。

（2）告知患者输液肢体不要进行剧烈活动。

（3）告知患者及家属不要随意搬动或者调节微量泵，以保证安全。

（4）告知患者有不适感觉或者机器报警时及时通知医护人员。

4. 注意事项

（1）正确设定输液速度及其他必需参数，避免设定错误延误治疗。

（2）需避光的药液，应用避光注射器抽取药物，并使用避光延长管，或用黑纸遮盖。

（3）随时观察微量泵的工作状态，及时排除报警、故障，防止液体输入失控。

（4）使用中，如需更改输液速度，则先按停止键，重新设置后再按启动键；更换药液时，应暂停输注，更换完毕复查无误后，再按启动键。

（5）注意观察穿刺部位皮肤情况，防止发生液体外渗，出现外渗及时给予相应处理。

（6）使用微量泵时，注射器、泵延长管与头皮针之间衔接紧密，防止空气进入静脉。

（7）连续泵入 24 h 以上者，每 24 h 更换注射器、泵延长管，禁止使用输液器管代替延长管；更换注射器或调整各项数据时应打开暂停键，更换后重新调节泵入速度，打开启动键，如有污染应随时更换。

（8）长期使用微量注射泵需 48 ~ 72 h 更换注射部位，以免高浓度药物长时间的使用对局部血管造成损坏。

（9）依据产品使用说明书制定微量泵预防性维护周期。

（10）如果患者病情重，必要时再准备一个微量注射泵，将配制好的药物进行泵对泵更换。

【测一测】

1. 患者，男性，70 岁。心脏瓣膜病二尖瓣狭窄病史 10 年，5 d 前因上呼吸道感染后逐渐出现呼吸困难入院治疗。今日凌晨患者睡眠中突然憋醒，被迫坐起，伴大汗，咳

嗽,咳粉红色泡沫样痰,心率116次/min,两肺满布湿啰音及哮鸣音。责任护士给予患者吸氧的正确方法是(　　)

A. 间歇低流量给氧　B. 持续低流量吸氧　C. 持续高流量吸氧
D. 经20%~30%乙醇湿化低流量吸氧　E. 经20%~30%乙醇湿化高流量吸氧

2. 患者,女性,45岁。1周前因慢性心功能不全入院接受药物治疗。今天早上,患者症状好转,但出现心悸、恶心、呕吐、食欲减退、头晕、头痛、黄视、视物模糊等,应考虑为(　　)

A. 利尿剂的副作用　B. 洋地黄类药物中毒　C. 洋地黄药物用量不足
D. 扩血管药物的不良反应　E. 慢性心功能不全症状反复

3. 患者,女性,32岁。风湿性心脏病心力衰竭患者,长期接受低盐饮食及利尿剂、洋地黄等药物治疗,心功能恢复满意。近日发现有疲乏软弱、淡漠迟钝、尿少,偶有肌痉挛。体格检查:T 36.8 ℃,P 104次/min,R 20次/min,BP 80/65 mmHg,肺部无啰音,下肢无水肿。应考虑该患者的情况可能是(　　)

A. 低钠血症　B. 高钾血症　C. 低钾血症
D. 洋地黄中毒　E. 心力衰竭加重

4. 左心室后负荷增加的主要因素为(　　)

A. 慢性肺气肿　B. 主动脉反流　C. 血容量增加过速
D. 体循环动脉压高　E. 左心室流入道狭窄

5. 右心衰竭的主要表现有(　　)

A. 心悸　B. 发绀　C. 胸闷、气促、呼吸困难
D. 下肢水肿、肝-颈静脉回流征呈阳性　E. 咳嗽、咯血

6. 常用的排钾利尿剂**不包括**(　　)

A. 氢氯噻嗪　B. 环戊噻嗪　C. 丁尿胺
D. 呋塞米　E. 螺内酯

7. 导致心脏前负荷过重的疾病是(　　)

A. 高血压　B. 肺动脉高压　C. 主动脉瓣狭窄
D. 肺动脉瓣狭窄　E. 二尖瓣关闭不全

8. 慢性心力衰竭最常见的诱因是(　　)

A. 妊娠　B. 高盐饮食　C. 情绪激动
D. 呼吸道感染　E. 体力活动过重

9. **禁用**洋地黄类药物的情况为(　　)

A. 心房扑动　B. 心房颤动　C. 室上性心动过速
D. 心室率快的心力衰竭　E. 急性心肌梗死24 h内

10. 患者,男性,71岁。高血压病,心力衰竭,长期口服氢氯噻嗪。其最常出现的不良反应是(　　)

A. 低钾血症　B. 高镁血症　C. 低钠血症
D. 脱水症　E. 氮血症

实训二

心律失常患者护理技能

【案例导入】

耿某,女性,55 岁,因反复胸闷、心前区不适 5 年余,再发 1 h 入院。近 5 年来患者常无明显诱因突发头晕、乏力、胸闷、心悸,无明显胸痛,每次发作约持续 20 min,卧床休息可自行缓解,间隙时如常,无恶心、呕吐,咳嗽、咯血等情况,一直未重视。1 h 前干家务过程中突发胸闷、心悸,伴头晕、全身乏力,休息未缓解,遂来院急诊。既往无高血压、糖尿病病史,无过敏史及家族病史。

体格检查:T 36.5 ℃,P 150 次/min,R 20 次/min,BP 90/60 mmHg。神志清,精神差,面色稍白,呼吸平稳,皮肤、巩膜无黄染,浅表淋巴结未及肿大,甲状腺未见肿大,口唇无发绀。两肺呼吸音清,未闻及明显湿啰音及哮鸣音,心音强,心率 150 次/min,律齐,未闻及病理性杂音。腹软,无压痛,肝、脾未扪及肿大,双肾无叩击痛。双下肢无水肿,四肢肌力 5 级,双侧巴宾斯基(Babinski)征阴性。

辅助检查:胸片未见明显异常,心电图示室上性心动过速。

医疗诊断:心律失常,阵发性室上性心动过速。

【实训目的】

1. 能应用临床思维方法对心律失常患者进行护理评估,分析病情。
2. 能正确应用心电图检查技术,为临床诊治提供依据。
3. 能为心律失常患者实施护理。
4. 具备爱伤观念,做好人文关怀。

【案例讨论】

1. 请根据患者病情,提出至少 2 个主要护理诊断/问题并提出护理措施。
2. 请模拟以下情境并分析问题。

情境一:患者由急诊转入心内科,遵医嘱给予床旁心电监护,氧气吸入 3 L/min,建立静脉通道,5% 葡萄糖注射液 20 mL+胺碘酮注射液 150 mg 缓慢静脉注射。注射完毕后,患者心率 130 次/min,继续给予 5% 葡萄糖注射液 50 mL+胺碘酮注射液 300 mg 微量泵入,泵入速度为 5 mL/h。

请结合情境分析:

(1)该患者应用胺碘酮可能出现的不良反应有哪些?如何实施用药护理?

(2)目前护士应重点观察的要点。

情境二:患者经抢救治疗后病情趋于平稳,医生与患者及家属谈导管射频消融术治疗,患者及家属同意手术治疗,择期手术。

请结合情境分析：

（1）如何实施术前健康教育，以缓解患者及家属的紧张、焦虑情绪？

（2）术后护理要点有哪些？

情境三：经过治疗后患者病情稳定，精神尚可，二便正常，无胸闷、气促及心前区不适等症状，医生查房后决定予以出院，出院带药。

请结合情境分析：如何对患者及家属做出院健康指导？

【实训任务】

心电图检查。

1. 操作流程　见图 2-2。

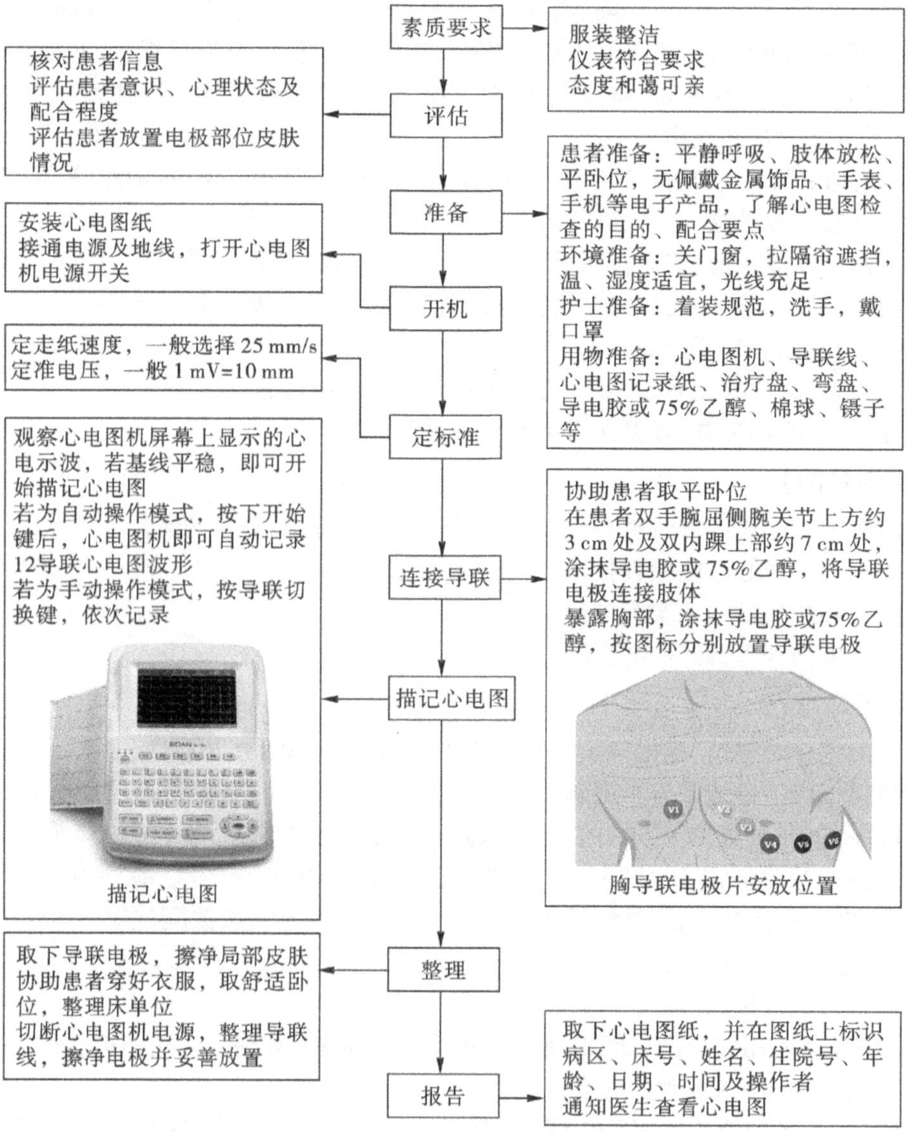

图 2-2　心电图检查的操作流程

2. 评分标准 见表2-2。

表2-2 心电图检查的评分标准

姓名________ 学号________ 监考人________ 分数________

项目总分	评分标准及细则	标准分	得分	备注
准备质量标准（10分）	素质要求：服装整洁，仪表符合要求，态度和蔼可亲	1		
	核对患者信息，评估患者意识、心理状态与配合程度，评估患者放置电极部位皮肤情况	2		
	患者准备：平静呼吸、肢体放松、平卧位，无佩戴金属饰品、手表、手机等电子产品；了解心电图检查的目的、配合要点	2		
	环境准备：关门窗，拉隔帘遮挡，温、湿度适宜，光线充足	1		
	护士准备：着装规范、洗手、戴口罩	1		
	用物准备：心电图机、导联线、心电图记录纸、治疗盘、弯盘、导电胶或75%乙醇、棉球、镊子等	2		
	检查设备：心电图机、导联线性能良好	1		
操作流程质量标准（60分）	1. 携用物至床旁，核对患者信息，解释，说明检查目的、方法、意义，取得患者配合，协助患者取平卧位	5		
	2. 安装心电图纸，接通电源及地线，打开心电图机电源开关	5		
	3. 定走纸速度，一般选择25 mm/s，定准电压，一般1 mV=10 mm	3		
	4. 再次核对患者信息，暴露患者四肢及胸部的检查部位，做好皮肤准备工作	10		
	5. 检查部位涂导电胶或75%乙醇	2		
	6. 按照标准依次连接肢体及胸部导联，位置要准确（口述各导联连接的位置）	10		
	7. 再次确认各导联连接，观察心电图机屏幕上显示的心电波形，若基线平稳，即可开始描记心电图	10		
	8. 取下导联电极，擦净局部皮肤，协助患者穿好衣服，取舒适卧位，整理床单位	5		
	9. 取下心电图纸，再次核对患者信息，并在图纸上标识患者床号、姓名、住院号、年龄、日期、时间及操作者，通知医生查看心电图	10		

续表 2-2

项目总分	评分标准及细则	标准分	得分	备注
终末质量标准（10分）	健康教育	2		
	按规范处理用物，切断心电图机电源，整理导联线，擦净电极放回原处备用	1		
	洗手、记录	2		
	程序正确，操作熟练，动作规范，手法轻柔，时间把握合理	3		
	解释合理，沟通恰当，体现人文关怀	2		
理论得分（20分）	简述胸导联和肢体导联的准确放置位置	10		
	简述心电图操作过程中的注意事项	10		
总分		100		

3. 指导患者内容

（1）告知患者勿移动身体，保持平稳呼吸。

（2）告知患者勿携带手机、手表或其他电子设备。

（3）指导患者不要拉扯、触碰导联和线路。

（4）如果操作过程中有任何不适，请立即告知医生或者护士。

4. 注意事项

（1）行心电图检查前，患者不宜剧烈运动、饱餐、饮茶、饮酒或吸烟。

（2）需关闭周围的电子设备。

（3）皮肤准备充分，正确连接导联线并防止松脱，避免发生漏电，在操作过程中嘱患者不要拉扯、触碰导联和线路。

（4）放置导联电极时，应避免患者过多躯体暴露，隔帘遮挡，应避开伤口、瘢痕、红肿等区域。

（5）行心电图检查时，嘱患者勿移动身体，保持平稳呼吸，女性患者应解开胸罩。

（6）保持病室安静，不宜有强光刺激，嘱患者尽量放松，注意保暖。

（7）正确连接心电图机的电源及导联。

（8）心电图机应放置在稳定平面上，检查完毕，将电极擦拭干净，把心电图机面板按键恢复关闭状态。

（9）心电图检查过程中，应随时观察患者病情变化，一旦病情突变，应立即处理。

（10）必要时可加做其他导联。

（11）定期维护心电图机。

【测一测】

1. 下列心律失常中最严重的是(　　)

A. 心室颤动　B. 心房颤动　C. 室上性心动过速
D. 窦性心动过速　E. 偶发室性期前收缩

2. 心脏的正常起搏点是(　　)

A. 窦房结　B. 结间束　C. 房室结
D. 希氏束　E. 浦肯野纤维

3. 心动过缓是指心率每分钟少于(　　)

A. 60 次　B. 70 次　C. 80 次
D. 90 次　E. 100 次

4. 预防室性心律失常的最佳方法是(　　)

A. 良好的饮食习惯　B. 保持情绪稳定　C. 适宜的锻炼
D. 经常进行健康体检　E. 控制器质性心脏病病情

5. 高钾血症引起心律失常时,静脉注射应首选的药物是(　　)

A. 利尿剂　B. 10% 硫酸镁注射液　C. 5% 碳酸氢钠注射液
D. 5% 葡萄糖注射液+胰岛素　E. 5% 氯化钙注射液+等量 5% 葡萄糖注射液

6. 患者,男性,65 岁。触电后意识丧失,血压测不出,颈动脉搏动消失。急查心电图:心室颤动。此时应采用最有效的治疗是(　　)

A. 人工呼吸　B. 心脏按压　C. 电击除颤
D. 静脉注射利多卡因　E. 心脏内注射肾上腺素

7. 患者,女性,48 岁。劳累后自感心悸、胸闷、气促急诊入院。查体:HR 126 次/min,P 95 次/min,且心律绝对不整,心音强弱不一。应首先考虑为(　　)

A. 室上性心动过速　B. 室性心动过速　C. 窦性心动过速
D. 心房颤动　E. 心室颤动

8. 患者,女性,45 岁。突发胸闷、气短急诊入院。护士数脉搏发现每隔两个正常的搏动后出现一次过早的搏动。此脉搏称为(　　)

A. 二联律　B. 三联律　C. 间歇脉
D. 脉律异常　E. 脉搏短绌

实训三

冠心病患者护理技能

【案例导入】

郭某,男性,57 岁。心绞痛病史 3 年,近 2 周来发作频繁,每次发作疼痛程度较前加重。晚 8 点饱餐后看足球比赛,突感左胸部剧烈压榨样疼痛,并向左肩、左上肢内侧放射,舌下含服硝酸甘油 3 片,疼痛持续约 1 h 无缓解,急诊入院。既往有长期吸烟、饮酒、高脂饮食史。无糖尿病、脑血管病史,无肝炎、结核、疟疾病史,无手术、外伤、输血史,无食物、药物过敏史,预防接种史不详。

体格检查:T 36.4 ℃,P 88 次/min,R 22 次/min,BP 150/88mmHg。急性痛苦面容,神志清,精神差。心前区无隆起,心尖搏动位于第 5 肋间左侧锁骨中线 1.0 cm 处,心浊音界无扩大,心率 88 次/分,律齐,各瓣膜未闻及杂音,无心包摩擦音。腹部平软,无压痛、反跳痛,肝脾未触及肿大,双下肢无浮肿。

辅助检查:血常规示白细胞计数 7.0×10^9/L,中性粒细胞百分比 60.0%;红细胞计数 4.5×10^{12}/L;血小板计数 240×10^9/L。血生化示肌酸激酶 120 U/L,肌酸激酶同工酶(CK-MB)25 U/L,乳酸脱氢酶 720 U/L,肌钙蛋白 4.929 μg/L,肝、肾功能与电解质未见异常。心电图检查示 $V_1 \sim V_5$导联可见病理性 Q 波,ST 段弓背向上抬高,T 波倒置。

医疗诊断:①冠心病,急性广泛前壁心肌梗死;②高血压 1 级,高危。

【实训目的】

1. 能应用临床思维的方法对冠心病患者进行护理评估,分析病情。
2. 能正确应用心电监护仪,24 h 监测患者的生命体征并做出分析。
3. 掌握冠心病患者的护理流程。
4. 具备爱伤观念,做好人文关怀。

【案例讨论】

1. 请根据患者病情,提出至少 3 个主要护理诊断/问题,并制订护理措施。
2. 请模拟以下情境并分析问题。

情境一:患者由急诊转入心内科,遵医嘱给予床旁心电监护,氧气吸入。半小时前患者起床小解后出现喘息,不能平卧,心电图如图 2-3 所示。

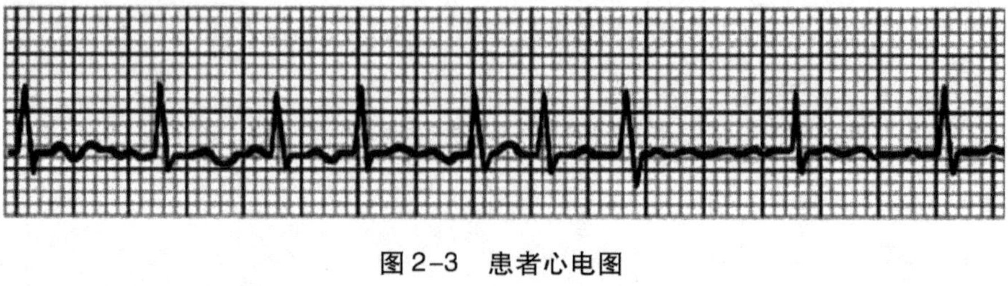

图 2-3　患者心电图

请结合情境分析:

(1)患者发生了什么问题?

(2)患者可能出现的体征变化有哪些?

情境二:经治疗后患者病情稳定,予以出院。

请结合情境分析:如何对患者及家属做出院健康指导?

【实训任务】

心电监护。

1. 操作流程　见图 2-4。

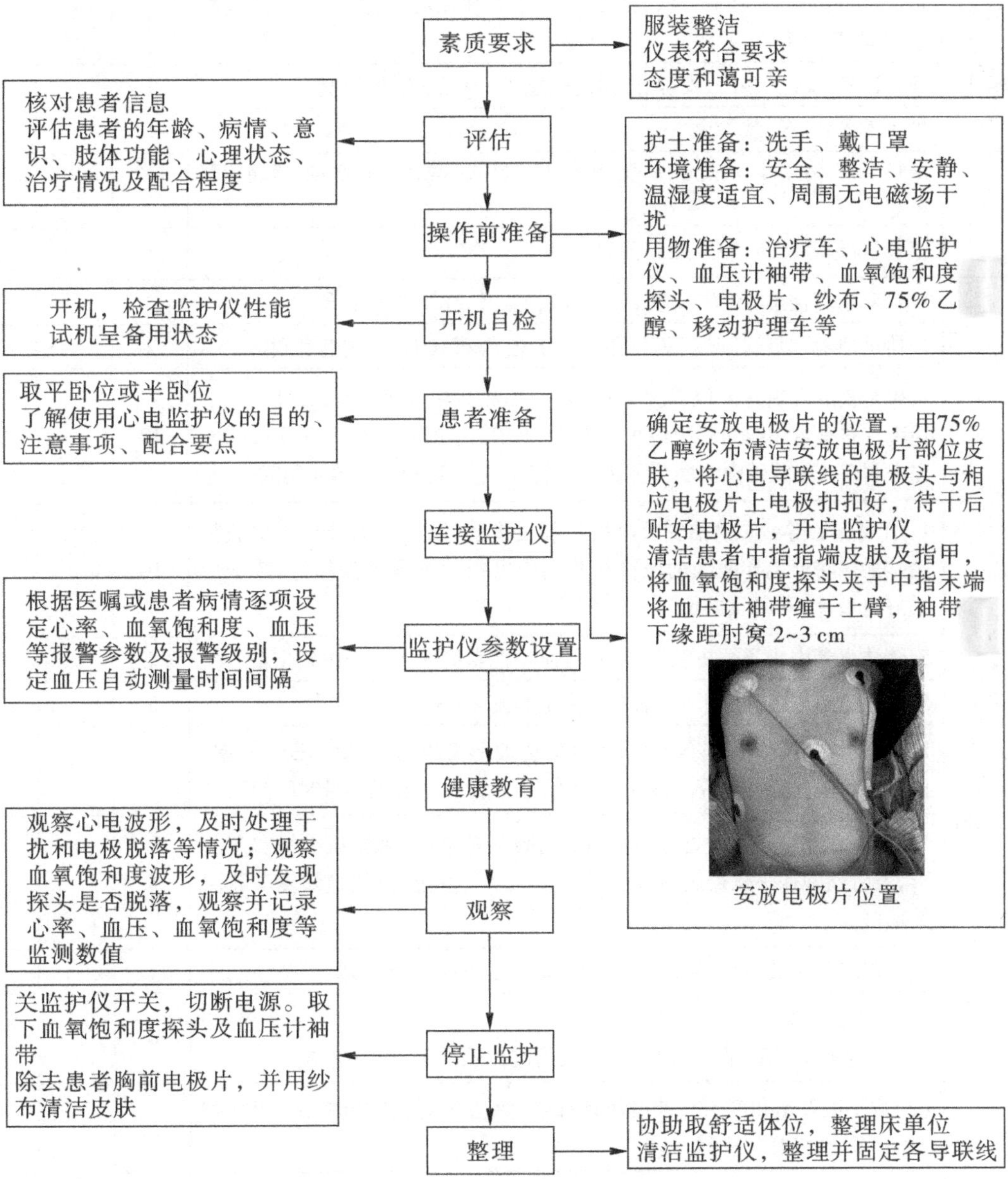

图 2-4　心电监护的操作流程

2. 评分标准 见表2-3。

表2-3 心电监护的评分标准

姓名________ 学号________ 监考人________ 分数________

项目总分	评分标准及细则	标准分	得分	备注
准备质量标准(10分)	素质要求:服装整洁;仪表符合要求;态度和蔼可亲	2		
	核对患者信息,评估患者的年龄、病情、意识、肢体功能、治疗情况及配合程度	3		
	患者准备:协助患者平卧位或半卧位。了解使用心电监护仪的目的、注意事项、配合要点	1		
	环境准备:安全、整洁、安静、温湿度适宜、周围无电磁场干扰	1		
	护士准备:洗手、戴口罩	1		
	用物准备:治疗车、心电监护仪、电极片、75%乙醇、纱布、弯盘、移动护理车等	1		
	监护仪准备:开机,检查监护仪的性能	1		
操作流程质量标准(60分)	1. 核对患者信息,解释,说明目的、方法、意义,取得患者配合	3		
	2. 协助患者取舒适卧位,平卧位或半卧位,暴露胸部,有胸毛者剃除	2		
	3. 确定安放电极片的位置。右上(RA):右锁骨中线下0.5 cm处。右下(RL):右锁骨中线肋弓下缘处。左上(LA):左锁骨中线下0.5 cm处。左下(LL):左锁骨中线肋弓下缘处。胸导(C):胸骨左缘第4肋间	10		
	4. 用75%乙醇纱布清洁安放电极片部位皮肤,以确保电极片与皮肤紧密接触。将心电导联线的电极头与相应电极片上电极扣扣好,待干后贴好电极片,开启监护仪	10		
	5. 清洁患者中指指端皮肤及指甲,将血氧饱和度探头夹于中指末端	5		
	6. 将血压计袖带缠于上臂,袖带下缘距肘窝2～3 cm	5		
	7. 根据医嘱或病情调整各参数(保证监测波形清晰、无干扰),设置心率、血氧饱和度、血压等报警参数及报警级别,设定血压自动测量时间间隔	5		
	8. 观察心电波形,及时处理干扰和电极脱落等情况;观察血氧饱和度波形,及时发现探头是否脱落,观察并记录心率、血压、血氧饱和度等监测数值	5		
	9. 整理床单位及用物,协助患者取舒适卧位,告知注意事项	4		
	10. 停止心电监护: (1)核对患者信息,告知停止原因,关闭监护仪开关,切断电源	4		
	(2)取下血氧饱和度探头及血压计袖带,除去患者胸前电极片,用纱布清洁粘贴电极片处皮肤	5		
	(3)协助患者整理衣物,取舒适卧位,整理床单位	2		

续表 2-3

项目总分	评分标准及细则	标准分	得分	备注
终末质量标准(10分)	健康教育	3		
	按规范处理用物,清洁监护仪,整理并固定各导联线备用	2		
	洗手,记录	1		
	程序正确,操作熟练,动作规范,手法轻柔,时间把握合理	2		
	解释合理,沟通恰当,体现人文关怀	2		
理论得分(20分)	简述监护仪的使用及保养;监护仪设置及英文参数名称	10		
	简述监护昏迷或烦躁患者时的注意事项	10		
总分		100		

3. 指导患者内容

(1)告知患者不要自行移动或者摘除电极片。

(2)告知患者及家属任何物品不能放置于监护仪上,桌子上避免放置敞盖水杯,以避免液体倾倒,损坏监护仪器。

(3)告知患者和家属避免在监测仪附近使用手机和电脑等,以免干扰监测波形。

(4)指导患者学会观察电极片周围皮肤情况,如有痒、痛等不适感及时告知医护人员处理。

4. 注意事项

(1)放置电极片位置不影响行常规心电图检查,避开伤口、瘢痕、中心静脉插管、起搏器及电除颤时电极板的放置部位。

(2)血压计袖带放于健侧,松紧以可容纳一指为宜,血氧饱和度探头感应灯置于指甲背面。

(3)定时更换电极片,减少对皮肤的刺激;观察安放电极片部位的皮肤情况,如出现瘙痒、疼痛等异常时及时处理;观察安放血氧饱和度探头及血压计袖带部位皮肤的情况,定时更换安放位置,防止皮肤过度受压。

(4)整理并固定各种导线,不得折叠、扭曲、相互缠绕,不宜从腋下穿过,以免脱落,导线损坏及时更换。

(5)如出现伴随呼吸运动、出汗等原因导致导联线接触不良、基线不稳时,应该擦拭汗液,重新更换电极片。

(6)根据患者情况及医嘱正确设置各参数监测范围。

(7)定期维护和保养机器,可用软布去除机器表面的污迹与尘埃,用软布蘸清水擦拭显示器,定期消毒袖带、导联线等。

(8)密切监测患者异常心电波形,排除各种原因造成的干扰,及时通知医师处理,不可关闭报警声音。

(9)心电监护可用于观察心率及心律变化,不能据此分析 ST-T 段改变或详细解释心电图,也不可作为诊断心脏器质性病变的依据,必要时做常规心电图检查。

【测一测】

1. 急性心肌梗死的心电图特征**不包括**( )
   A. ST 段呈弓背向上明显抬高　B. 异常深而宽的 Q 波　C. Q 波大多永久存在
   D. ST 段下移　E. T 波倒置
2. 动脉粥样硬化最具有特征性的病变特点是( )
   A. 纤维斑块病变引起管腔狭窄　B. 局限于动脉内膜的脂质条纹病变
   C. 血管内膜表面破溃形成血栓及机化　D. 纤维斑块发生出血、坏死、溃疡的复合病变
   E. 动脉壁的弹力层和肌层破坏后血管破裂引起出血
3. 含服硝酸甘油的不良反应**不包括**( )
   A. 面红、心悸　B. 头胀、头昏　C. 搏动性头痛
   D. 周围性发绀　E. 直立性低血压
4. 急性心肌梗死易并发脏器及四肢动脉栓塞的时间多在发病后( )
   A. 24 h 内　B. 48 h 内　C. 1 ~2 周
   D. 1 ~4 周　E. 1 ~2 个月
5. 溶栓疗法的适应证**不包括**( )
   A. 起病 12 h 以上　B. 年龄 65 岁以下　C. ST 段抬高 2 mV 以上
   D. 胸痛持续 30 min 以上　E. ST 段明显抬高,年龄>75 岁
6. 某中年女教师晨起锻炼时发生心绞痛,即用硝酸甘油 1 片(0.5 mg)舌下含服,1 min 后感眼前发黑、恶心、手心发凉。此时应嘱患者( )
   A. 马上吃些点心　B. 立即躺下平卧　C. 再服 1 片硝酸甘油
   D. 站立勿动待自行恢复　E. 急去医院心电图室检查
7. 患者,男性,50 岁。突感胸骨后压榨性疼痛,伴出汗、恶心,含服硝酸甘油休息后仍不能缓解。该患者最可能的诊断是( )
   A. 心肌炎　B. 心绞痛　C. 急性心肌梗死
   D. 高血压性心脏病　E. 充血性心力衰竭
8. 患者,女性,65 岁。高血压病史 20 年,未规律服降压药治疗,血压时高时低,多在 160/100 mmHg,近半日来持续心前区疼痛伴大汗急诊入院。入院初步诊断为急性心肌梗死,入冠心病监护病房,半小时前患者突然出现呼吸困难伴喘息,听诊两肺满布湿啰音和哮鸣音,心率 100 次/min,律齐。主管护士首先考虑患者的病情变化是( )
   A. 支气管哮喘　B. 肺栓塞　C. 心房颤动
   D. 急性左心衰竭　E. 再发心肌梗死
9. 患者,男性,43 岁。踢球时突然感左臂及心前区剧痛,有濒死感,就地休息 30 min 未缓解,伴烦躁不安、恶心、出冷汗,急送至急诊科。心电监护提示多导联 ST 段弓

背向上抬高，T 波倒置，可见异常深宽 Q 波，最可能发生了（　　）

A. 急性心包炎　　B. 稳定型心绞痛　　C. 急性心肌梗死

D. 心脏神经官能症　　E. 急性主动脉夹层动脉瘤

10. 患者，男性，27 岁。3 d 前以“急性心肌梗死”急诊入院，经治疗后逐渐恢复。此时适宜的饮食是（　　）

A. 低脂饮食　　B. 低盐饮食　　C. 低热量饮食

D. 低纤维素饮食　　E. 低热量、低脂、低胆固醇饮食

实训四 原发性高血压患者护理技能

【案例导入】

李某,男性,52 岁,因"间断头痛、头晕 10 年余,再发加重伴心悸 1 d"入院。10 年前患者不明原因常在晨起时出现头胀痛、头晕,头额颊部最甚,注意力不集中、睡眠欠佳。激动或劳累后头痛、头晕明显加重。在当地医院诊断为"原发性高血压",给予降压等相关治疗,病情明显好转。1 d 前加班回家后出现头痛、头晕、双眼昏花伴心悸,自服罗布麻片病情无缓解,来院就诊,门诊以"原发性高血压"收治住院。既往有慢性支气管炎病史。

体格检查:T 36.5 ℃,P 62 次/min,R 22 次/min,BP 165/92 mmHg,慢性病容,无其他阳性体征。

辅助检查:心电图示正常。

医疗诊断:原发性高血压。

【实训目的】

1. 掌握原发性高血压患者常见临床症状、护理问题及护理措施。
2. 能正确使用血压计,准确测量血压,提供治疗依据。
3. 掌握血压正常范围,能配合医生处理异常情况。
4. 能够运用所学知识,做好健康宣教。
5. 护理过程中体现人文关怀。

【案例讨论】

1. 请根据患者病情,提出至少 2 个主要护理诊断/问题,并制订护理措施。
2. 请模拟以下情境并分析问题。

情境一:患者由门诊入住心内科,下午 5 时,患者检查完回病房后,诉头晕、头痛、视物模糊、心悸、气短。护士体格检查:T 36.5 ℃,P 95 次/min,R 22 次/min,BP 180/120 mmHg,立即报告医师处理。

请结合情境分析:

(1)该患者目前护理要点是什么?

(2)如何缓解患者及家属焦虑情绪?

情境二:患者住院第 2 天,医生开设医嘱:硝苯地平缓释片 20 mg 每天 2 次,美托洛尔片 50 mg 每天 1 次口服。住院第 3 天晨起 6 时患者口服降压药物,7 时 40 分呼叫护士,诉心悸、头晕、出汗,护士立即给予测量血压 92/56 mmHg,心率 82 次/min。

请结合情境分析:

(1)患者最可能发生了什么问题?

(2)护士应如何做健康指导?

【实训任务】

血压测量。

1. 操作流程　见图 2-5。

素质要求
- 服装整洁
- 仪表符合要求
- 态度和蔼可亲

评估
- 核对患者信息
- 评估患者的病情、意识、心理状态、合作程度、肢体活动情况、局部皮肤情况
- 评估患者有无影响测量的因素

准备
- 患者准备：卧位舒适，了解测量血压的目的、方法、注意事项及配合要点，测量前 30 min 避免影响测量的相关因素
- 环境准备：整洁、安全、温湿度适宜、光线充足
- 护士准备：着装规范，洗手，戴口罩
- 用物准备：水银血压计、听诊器、快速手消毒液、记录本、垫巾等

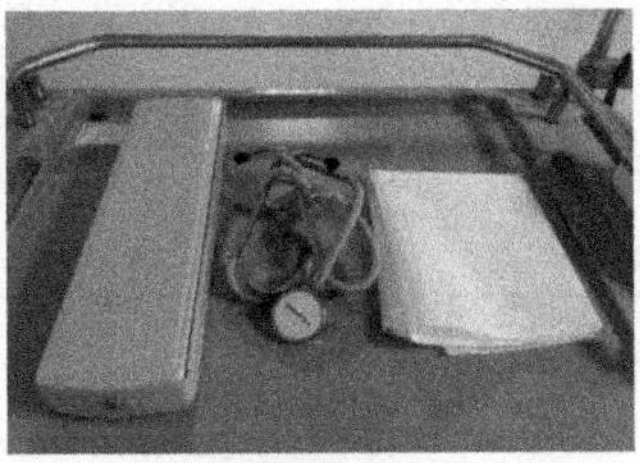

水银血压计

操作流程
- 体位：协助患者取坐位或仰卧位
- 放置血压计：血压计零点、肱动脉和心脏处于同一水平线，打开血压计盒盖，垂直放妥，开启水银槽开关
- 缠袖带：取出袖带，驱尽袖带内的空气，平整缠于上臂，袖带下缘距离肘窝 2~3 cm，松紧以能插入 1 指为宜
- 放听诊器胸件：触摸肱动脉搏动，将听诊器胸件置于肱动脉搏动最明显处，用一只手固定
- 听诊血压：另一只手握加压气球，关闭气门，充气至肱动脉搏动消失后再升高 20~30 mmHg。缓慢放气，同时听肱动脉搏动音，从听诊器中听到第一声搏动音时，水银柱所指刻度即为收缩压，当搏动音突然变弱或消失，水银柱所指的刻度即为舒张压
- 整理血压计：测量完毕，驱尽袖带内余气，拧紧气门，解开袖带，整理放入盒内，关闭水银槽开关，盖上盒盖，平稳放置

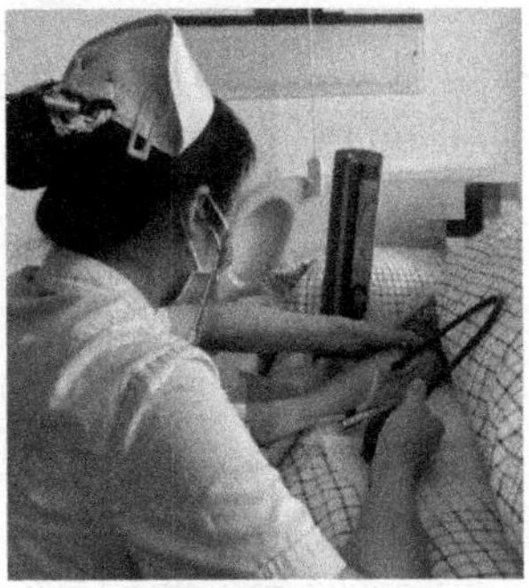

测量血压

整理
- 协助患者整理衣物，取舒适体位，整理床单位
- 用物妥善处理，血压计用消毒液擦拭后放回原处备用

记录
- 洗手，摘口罩记录血压数值
- 及时报告结果

图 2-5　血压测量的操作流程

2. 评分标准　见表2-4。

表2-4　血压测量的评分标准

姓名______ 学号______ 监考人______ 分数______

项目总分	评分标准及细则	标准分	得分	备注
准备质量标准（10分）	素质要求：服装整洁，仪表符合要求，态度和蔼可亲	1		
	核对患者信息，评估患者的意识状态、心理状况、合作程度，有无影响测量的因素，肢体活动、局部皮肤情况等	2		
	环境准备：安全、整洁、光线充足、温湿度适宜	2		
	护士准备：修剪指甲，洗手，戴口罩	1		
	用物准备：垫巾、水银血压计、听诊器、快速手消毒液、记录本等	2		
	患者准备：了解血压测量的目的、方法、注意事项及配合要点，测量前30 min避免影响测量的相关因素，体位舒适，做好准备	2		
操作流程质量标准（60分）	1. 核对患者信息，解释，说明目的、方法、意义，取得患者配合	3		
	2. 协助患者取坐位或仰卧位，评估肢体活动情况、局部皮肤情况，暴露测量肢体	5		
	3. 手消毒，放置血压计：血压计零点、肱动脉和心脏处于同一水平线，坐位时平第4肋，仰卧位时平腋中线。打开血压计盒盖，垂直放妥，开启水银槽开关	10		
	4. 缠袖带：取出袖带，驱尽袖带内的空气，平整缠于上臂，袖带下缘距离肘窝2～3 cm，松紧以能插入1指为宜	10		
	5. 放听诊器胸件：触摸肱动脉搏动，将听诊器胸件置于肱动脉搏动最明显处，用一只手固定	10		
	6. 听诊血压：另一只手握加压气球，关闭气门，充气至肱动脉搏动消失后再升高20～30 mmHg。以4 mmHg/s的速度缓慢放气，同时听肱动脉搏动音，听诊器听到第一声搏动音时，水银柱所指刻度即为收缩压，当搏动音突然变弱或消失，水银柱所指的刻度即为舒张压	10		
	7. 整理血压计：测量完毕，驱尽袖带内余气，拧紧气门，解开袖带，整理放入盒内，将血压计右倾45°，使水银全部流回槽内，关闭水银槽开关，盖上盒盖，平稳放置	10		
	8. 协助患者整理衣物，取舒适体位，整理床单位	2		

续表 2-4

项目总分	评分标准及细则	标准分	得分	备注
终末质量标准（10 分）	健康教育	2		
	按规范处理用物，血压计用消毒液擦拭后放回原处备用	2		
	洗手、摘口罩，记录血压测量结果	2		
	程序正确，操作熟练，动作规范，手法轻柔，时间把握合理	2		
	解释合理，沟通恰当，体现人文关怀	2		
理论得分（20 分）	简述血压正常值范围	10		
	简述血压测量的目的和注意事项	10		
总分		100		

3. 指导患者内容

（1）指导患者血压测量前 30 min 不能剧烈运动，不能抽烟、喝酒、进食等。

（2）指导患者测量过程中放松心情，保持平稳呼吸。

（3）嘱患者测量过程中不能说话，保持安静，手部放松，不可用力握拳。

（4）坐位测量时，嘱患者后背坐直，贴凳，双腿垂直放松，不可跷二郎腿。

（5）卧位测量时，嘱患者手臂贴床，自然外展。

（6）告知患者血压测量过程中手臂会持续加压一段时间，不必紧张。

4. 注意事项

（1）测量前应检查血压计及听诊器是否符合要求。

（2）定期检查校对血压计，长期观察血压的患者，做到“四定”：定时间、定部位、定体位、定血压计。

（3）保持测量者视线与血压计刻度平行，血压听不清或存在异常时，应重新测量。重测时应让患者休息 2 ~ 3 min 再测量，必要时，作双侧对照。

（4）按照要求选择合适袖带，肥胖者使用大规格气囊袖带，儿童使用小规格气囊袖带。

（5）正确选择测量肢体，有偏瘫者应选择健侧肢体；一侧肢体正在输液或者近期做过手术，应选择对侧肢体。

（6）若衣袖过紧或者太多时，应当脱掉衣服，以免影响测量结果。

（7）测量血压时应快速充气，缓慢均匀地放气。

【测一测】

1. 高血压患者的心电图常见表现是（　　）

A. 室上性心动过速　　B. 室性期前收缩　　C. 心房颤动

D. 右室劳损　　E. 左室肥大

2. 长期高血压易损伤器官为(　　)
A. 心、肺、脑　　B. 肝、肺、肾　　C. 心、肝、肾
D. 肝、肾、脑　　E. 心、脑、肾

3. 根据血压水平的定义和分类，某患者血压水平为 135/88 mmHg。该患者属于(　　)
A. 理想血压　　B. 正常高值　　C. 正常血压
D. 1 级高血压　　E. 临界高血压

4. 利尿剂降低血压的主要机制是(　　)
A. 阻断 β 受体　　B. 阻断 α 受体　　C. 减少血容量
D. 阻断钙通道　　E. 扩张小动脉

5. 患者，女性，50 岁。确诊高血压病 15 年，血压最高值为 145/95 mmHg，根据我国采用的高血压分级标准，该患者高血压水平分级属于(　　)
A. 单纯收缩压期高血压　　B. 正常高值血压　　C. 1 级高血压
D. 2 级高血压　　E. 3 级高血压

6. 患者，男性，60 岁。原发性高血压，吸烟史 20 年，肥胖，目前 BP 160/95 mmHg。下列关于健康教育内容不妥的是(　　)
A. 宜低盐、低脂、低胆固醇、低热量饮食　　B. 1 级高血压应注意休息，避免过劳
C. 血压高时服药，不高时不用服药　　D. 缓解期适当运动，控制体重
E. 每日定时测血压

7. 患者，女性，50 岁。因高血压 2 年，反复来医院就诊，始终不理解自己为什么会得高血压，护士对其进行健康教育时，讲解原发性高血压发病因素。下列选项中不正确的因素是(　　)
A. 性别　　B. 超重　　C. 遗传因素
D. 长期摄入钠盐偏多　　E. 长期从事紧张的脑力活动

8. 患者，男性，45 岁。高血压病史 3 年，血压 146/96 mmHg。护士指导其饮食原则应为(　　)
A. 低盐　　B. 低钾　　C. 低糖
D. 低蛋白　　E. 高热量

9. 患者，男性，66 岁。因头晕、心悸 1 年有余，加重 2 d 就诊。体检：BP 180/100 mmHg，考虑为原发性高血压。予降压治疗后，患者出现面部潮红、头痛。引起该不良反应的最可能药物是(　　)
A. 氢氯噻嗪　　B. 硝苯地平　　C. 卡托普利
D. 普萘洛尔　　E. 氯沙坦

10. 治疗高血压的一线降压药不包括(　　)
A. 强心剂　　B. 利尿剂　　C. 钙离子拮抗剂
D. β 受体阻滞剂　　E. 血管紧张素转化酶抑制剂

（张珊珊　马　沛）

第三部分

消化系统疾病患者的护理

实训一

消化性溃疡患者护理技能

张某,男性,49 岁,退休工人。诉 2 年来恶心、反酸,间断性上腹部胀痛,进餐后加重,自服氢氧化铝咀嚼片可缓解。近 1 个月来因外出就餐频繁导致上述症状再发,腹痛明显,食欲欠佳,自服奥美拉唑肠溶胶囊、氢氧化铝咀嚼片效果不佳,入院寻求诊治。

体格检查:神志清楚,精神差,T 36.5 ℃,P 75 次/min,R 20 次/min,BP 120/65 mmHg。

辅助检查:C^{14}呼气试验(+)。胃镜示胃角溃疡;真菌性食管炎;糜烂性胃炎。

诊断:①胃溃疡;②真菌性食管炎;③糜烂性胃炎。

【实训目的】

1. 掌握胃镜检查术的护理要点。
2. 了解消化性溃疡病因及发病机制。
3. 能应用临床思维的方法对消化性溃疡患者进行护理评估,提出护理诊断并制订护理措施。
4. 具有爱伤观念,护理过程中体现人文关怀。

【案例讨论】

1. 请根据患者病情,提出至少 2 个主要护理诊断/问题,并制订护理措施。
2. 请模拟以下情境并分析问题。

张某经门诊收治消化内科病房,与同病房另一患者刘某交流沟通,得知刘某36 岁,因反复间断性中上腹痛 1 年入院,其腹痛多在空腹及夜间多发,进食后可缓解,伴嗳气、反酸,于是询问护士自己为什么会得该病,自己的疾病和刘某有何不同。

请结合情境分析:

(1)如何向患者解释消化性溃疡发病的原因?

(2)如何向患者解释胃溃疡与十二指肠溃疡区别?

【实训任务】

胃镜检查术。

1. 操作流程　见图 3-1。

素质要求 → 服装整洁
仪表符合要求
态度和蔼可亲

评估 → 核对患者信息、执行单或申请单
了解患者病史、进食情况、心理状态、沟通、理解及合作能力
评估有无内镜检查禁忌证、药物过敏史及急慢性传染病。做必要的体格检查和辅助检查

操作前准备 → 向患者解释检查目的、必要性及检查中的注意事项，签写相关同意书
用物准备：胃镜、弯盘、无菌巾、麻醉药物、牙垫、纸巾等
环境准备：安静、整洁、安全、温湿度适宜、光线充足
护士准备：洗手，戴口罩

患者准备 → 核对、解释
阅读胃镜申请单，简要询问病史，做必要体格检查，如有活动义齿需取出
检查前禁食 8 h。有胃排空延缓者，须禁食更长时间；幽门梗阻者，必要时需洗胃后再检查，术前排空大小便
口服除泡剂、镇静剂或麻醉药物前，再度询问患者空腹情况及麻醉药物过敏史
患者服用麻醉药物后指导相关注意事项

操作中配合 → 患者取左侧卧位，双腿屈曲，头垫枕头，使颈部松弛，松开领口及腰带
洗手，协助患者咬紧牙垫，再次洗手，铺上无菌巾，患者口边放置弯盘
在检查过程中密切观察患者的呼吸、面色等情况，指导其尽量放松，对有恶心、呕吐的患者，指导做深呼吸，以减轻症状，不可憋气
唾液较多时不能吞下，让其自然流至弯盘内，以免呛咳
检查过程中，胃镜经过咽喉部时指导患者做吞咽动作
如感到疼痛不适时，可用手势向医护人员示意，不可抓胃镜
如为无痛胃镜，需给予患者吸氧，并用血氧监护仪监测血氧饱和度和心率
检查完毕退出内镜，用纱布擦净患者口周，整理衣物，如需活检，取出组织及时送检

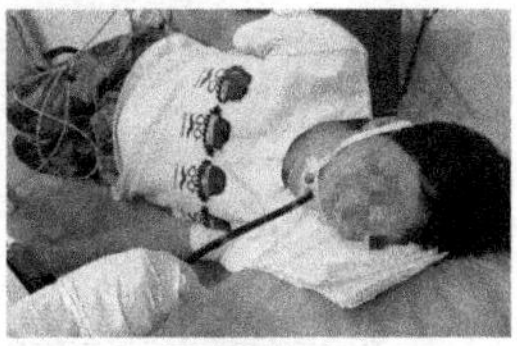
胃镜检查

健康教育 → 胃镜检查完毕1~2 h后（喝水无呛咳），方可进温凉流食或半流质饮食
如为无痛胃镜，检查完毕需等待患者完全复苏后在家属陪同下离开，以防意外
咽喉部疼痛明显、上腹部不适者，宜进食清淡半流质饮食1 d
有腹痛、呕血及黑便现象，须立即通知医生处理

操作后处理 → 有感染性疾病患者的用物按消毒隔离原则进行处理
洗手
脱手套、口罩

记录 → 操作后胃镜消毒登记
如有标本，做好标本的核对及登记

图 3-1　胃镜检查术的操作流程

2. 评分标准　见表 3-1。

表 3-1　胃镜检查术的评分标准

姓名＿＿＿＿＿＿　学号＿＿＿＿＿＿　监考人＿＿＿＿＿＿　分数＿＿＿＿＿＿

项目总分	评分标准及细则	标准分	得分	备注
准备质量标准(10 分)	素质要求:服装整洁,仪表符合要求,态度和蔼可亲	1		
	核对患者信息,评估患者病史、进食情况、心理状态、沟通能力、理解能力及合作能力。评估患者有无内镜禁忌证,有无药物过敏史及急慢性传染病,做必要的体格检查和辅助检查	2		
	环境准备:安静、清洁、舒适、温湿度适宜、光线充足	2		
	护士准备:洗手,戴口罩	2		
	患者准备:如有活动义齿,需取出。禁食(检查前禁食 8 h,有胃排空延缓者,须禁食更长时间),患者了解检查的目的、必要性及检查中需注意的事项,签署相关同意书,术前遵医嘱口服除泡剂、镇静剂等药物,排空大小便,做好准备	2		
	用物准备:胃镜、弯盘、无菌巾、麻醉药物、牙垫、纸巾等	1		
操作流程质量标准(60 分)	1. 协助患者至胃镜检查室,核对患者信息、执行单或申请单,解释,说明检查目的、方法、意义,取得患者配合	10		
	2. 评估患者口腔黏膜情况,有活动义齿者取出,患者取左侧卧位,双腿屈曲,头垫枕头,使颈部松弛,松开领口及腰带	10		
	3. 洗手,协助患者咬紧牙垫,再次洗手,铺上无菌巾,患者口边放置弯盘	5		
	4. 在检查过程中密切观察患者的呼吸、面色等情况,指导患者尽量放松。对恶心、呕吐者,指导做深呼吸,以减轻症状,不可憋气	5		
	5. 唾液较多时不能吞下,让其自然流至弯盘内,以免呛咳;检查过程中,胃镜经过咽喉部时指导患者做吞咽动作	10		
	6. 告知患者如感到疼痛等不适感,应用手势向医护人员示意,不可抓胃镜	5		
	7. 如为无痛胃镜,需给予患者吸氧,并用血氧监护仪监测血氧饱和度和心率	5		
	8. 检查完毕退出内镜。用纱布擦净患者口周,整理衣物。如果是无痛胃镜,应待患者麻醉清醒后,方可协助其离开	5		
	9. 如需活检,取出活检组织立即放入标本溶液内予以固定,并核对患者信息,贴好标签,及时送检	5		

续表 3-1

项目总分	评分标准及细则	标准分	得分	备注
终末质量标准（10分）	健康教育	2		
	按规范处理用物	2		
	洗手，记录	2		
	程序正确，操作熟练，动作规范，手法轻柔，时间把握合理	2		
	解释合理、沟通恰当，体现人文关怀	2		
理论得分（20分）	简述胃镜检查术注意事项	10		
	简述胃镜检查术前、术后护理	10		
总分		100		

3. 指导患者内容

（1）应详细告知医生既往病史、药物过敏史等，如有活动义齿检查前需取出。

（2）检查前 1 d 禁止吸烟，以免检查时因咳嗽影响插管。禁烟可减少胃酸分泌，便于医生观察。

（3）检查前禁食 8 h。有胃排空延缓者，须禁食更长时间；幽门梗阻者，必要时需洗胃后再检查。

（4）检查过程中如有恶心、呕吐，可做深呼吸，以减轻不适症状，不可憋气。

（5）检查过程中，胃镜经过咽喉部时指导患者做吞咽动作。如唾液较多，不能吞下，让其自然流至弯盘内，以免呛咳。

（6）如感到疼痛等不适，可用手势向医护人员示意，不可抓胃镜。

4. 注意事项

（1）胃镜检查禁忌证如下。

1）严重心肺疾患，如：严重心律失常、心力衰竭、心肌梗死急性期、严重呼吸衰竭及支气管哮喘发作期等。轻症心肺功能不全不属禁忌，必要时在监护条件下进行。

2）休克、昏迷等危重状态。

3）神志不清、精神失常、不能合作者。

4）食管、胃、十二指肠穿孔急性期。

5）严重咽喉疾患、腐蚀性食管炎和胃炎、巨大食管憩室、主动脉瘤及严重颈胸段脊柱畸形者。

6）急性病毒性肝炎或胃肠道传染病患者一般暂缓检查；慢性乙、丙型肝炎或病原携带者，艾滋病患者检查时应具备特殊的消毒措施。

（2）在检查过程中密切观察患者的呼吸、面色等情况，指导其尽量放松，对有恶心、呕吐的患者，指导做深呼吸，以减轻症状，不可憋气。

(3)退出内镜时尽量抽气,防止患者腹胀,并手持纱布将镜身外黏附的黏液、血迹擦净。

(4)检查后 1 h 后方可允许患者进食。

(5)检查后应观察患者全身情况,询问有无不适,观察有无并发症。

【测一测】

1. 雷尼替丁治疗消化性溃疡的机制是(　　)

A. 中和胃酸　　B. 加速胃排空　　C. 拮抗 H_2受体

D. 延缓胃排空　　E. 抑制 H^+-K^+-ATP 酶活性

2. 胃壁的主细胞主要分泌(　　)

A. 胃蛋白酶和凝乳酶原　　B. 盐酸和抗贫血因子　　C. 碱性因子

D. 生长抑素　　E. 胃泌素 A

3. 患者,女性,30 岁。半年来出现节律性腹痛,常于空腹时发作,进食后疼痛缓解,同时伴有呃逆、反酸。查体于上中腹偏右侧有局限压痛,无反跳痛。根据病史,初步诊断为十二指肠溃疡。为明确诊断,进一步的检查是(　　)

A. CT　　B. B 超　　C. 胃镜

D. 血常规　　E. 胃酸监测

4. 患者,男性,60 岁。幽门管溃疡。近来出现餐后上腹部饱胀不适,伴呕吐,呕吐物为宿食,有酸臭味。该患者可能并发了(　　)

A. 出血　　B. 穿孔　　C. 癌变

D. 肠梗阻　　E. 幽门梗阻

5. 患者,男性,34 岁。上腹部隐痛、反酸、嗳气 1 个月余,饮食喜辛辣,多饮浓茶。诊断为慢性胃炎。护士对其进行保健指导**不正确**的是(　　)

A. 生活规律　　B. 注意饮食卫生　　C. 保持乐观情绪

D. 指导自我护理　　E. 常规应用抗生素

6. 患者,女性,47 岁。以"十二指肠溃疡"收住院,经内科治疗后病情好转。患者出院时咨询饮食保健相关知识,食用汤类中对她较适宜的是(　　)

A. 咖喱牛肉汤　　B. 菜末蛋花汤　　C. 榨菜肉丝汤

D. 老母鸡汤　　E. 竹笋肉汤

7. 患者,女性,37 岁。因消化性溃疡腹痛显著,医嘱给予口服碱性药物。该药服用的适宜时间是(　　)

A. 餐前 1 h　　B. 餐前 2 h　　C. 餐中

D. 餐后 1 h　　E. 餐后 2 h

8. 患者,男性,39 岁。腹痛、腹胀 1 年余。诊断为胃溃疡。护士嘱其进食不宜过饱的原因是(　　)

A. 不易消化　　B. 阻塞幽门　　C. 饮食刺激溃疡出血

D. 刺激胃黏膜充血　　E. 胃窦扩张刺激胃酸增多

实训二

肝硬化患者护理技能

【案例导入】

患者，男性，70 岁，“间断腹胀、纳差、尿黄 1 年半，再发半个月”前来就诊。患者 1 年半前因腹胀、纳差就诊于某医院，诊断为“乙肝肝硬化（失代偿期）、腹水”，予以护肝、利尿治疗，症状缓解出院，院外自行长期服用水飞蓟宾胶囊治疗。半个月前无诱因再次出现腹胀、纳差、尿黄，为寻求进一步诊治至我院门诊，以“乙肝肝硬化”收治入院。既往乙肝表面抗原阳性 20 余年，吸烟 30 年，每日 10 支左右。无饮酒史，无输血史及手术史。

体格检查：T 38.8 ℃，P 108 次/min，R 22 次/min，BP 125/66 mmHg。神志清，精神可，全身浅表淋巴结未扪及肿大，全身皮肤黏膜及双侧巩膜中度黄染，全腹无压痛、反跳痛及腹肌紧张。肝肋下 2 cm 可触及，质韧、无压痛。脾肋下 3 cm 可触及，无触痛。移动性浊音阳性。扑翼样震颤阴性。

辅助检查：血常规示 WBC 3.6×10^9/L，RBC 4.0×10^{12}/L，Hb 136 g/L，PLT 146×10^9/L。血生化示天门冬氨酸氨基转移酶（AST）100 U/L，丙氨酸氨基转移酶（ALT）49 U/L，谷氨酰转肽酶（GGT）286 U/L，碱性磷酸酶（ALP）570 U/L，总胆红素 25.2 μmmol/L，直接胆红素 12.4 μmmol/L。腹部彩超示肝实质性弥漫性损害、肝囊肿、胆囊壁水肿、脾大、腹水。

医疗诊断：乙肝肝硬化（失代偿期）。

【实训目的】

1. 掌握肝硬化患者的护理。
2. 正确执行保留灌肠，减少肠道对氨的吸收。
3. 了解发生肝性脑病的诱因以及肝性脑病临床分期与表现。
4. 具有爱伤观念，护理过程中体现人文关怀。

【案例讨论】

1. 请根据患者病情，提出至少 3 个主要护理诊断/问题，并制订护理措施。
2. 请模拟以下情境并分析问题。

患者 3 h 前出现神志不清，呼之不应，躁动，谵妄。查体：肌张力亢进，扑翼样震颤阳性。

请结合情境分析：

（1）患者最可能发生了什么问题？治疗要点及注意事项是什么？

（2）如何为患者制订护理方案？

【实训任务】

保留灌肠。

1. 操作流程 见图 3-2。

素质要求 → 服装整洁；仪表符合要求；态度和蔼可亲

评估 → 核对患者信息；评估患者的年龄、病情、意识、心理状况及配合程度；评估患者的治疗情况，排便情况，肛周皮肤黏膜状况，有无痔疮

操作前准备 → 环境准备：安全、整洁、光线充足，关闭门窗，隔帘遮挡；用物准备：一次性肠道冲洗袋、治疗碗、按医嘱备灌肠药、润滑剂、手套、弯盘、纸巾、一次性垫单、小垫枕、便盆和便盆巾、输液架等

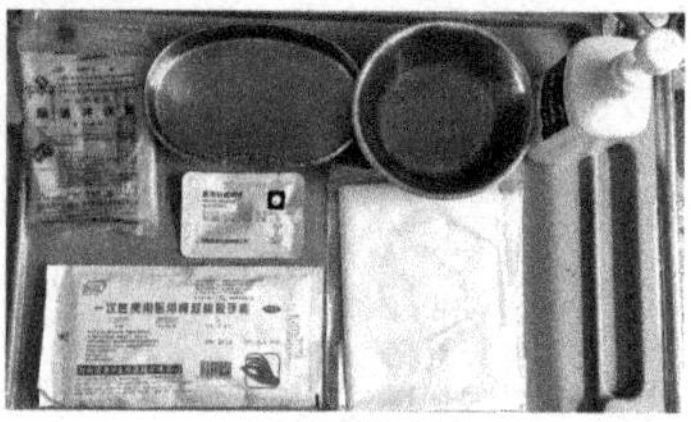

用物准备

患者准备 → 核对患者信息、解释操作目的；嘱患者排空大小便；取左侧卧位，双腿屈曲，臀部移至床沿；将垫单、小垫枕垫于臀下，抬高臀部 10 cm

灌肠 → 挂灌肠袋，液面高于肛门 20~30 cm；戴手套，润滑肛管前端，排尽肛管内的空气，关闭调节器；一只手垫纸巾分开臀部，暴露肛门口，嘱患者深呼吸，肛管缓慢插入 10~15 cm；固定肛管，打开调节器，缓慢注入药物（注入受阻时，挤压肛管或移动肛管插入位置）；拔管：注入完毕，关闭调节器，抬高肛管尾端；用卫生纸包裹肛管拔出，放入弯盘内，擦净肛门，脱下手套，将纸巾、呼叫器放于患者手边

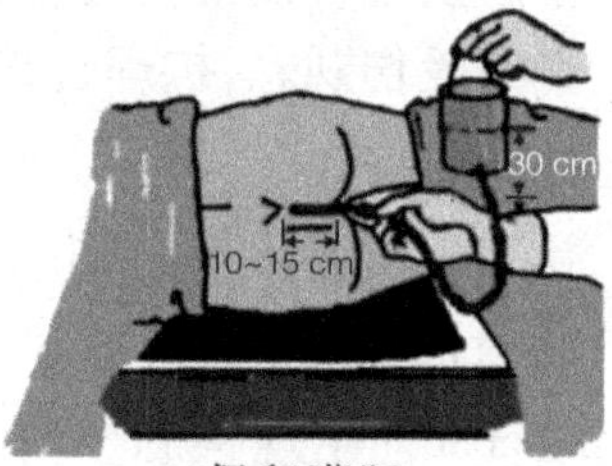

保留灌肠

健康教育 → 嘱患者尽量保留药液 1 h 以上，如有不适，及时呼叫

排便 → 排便：将便盆及便盆巾轻柔地塞入患者臀下，协助患者排便；协助患者整理衣物，保持床单位整洁，安置患者于舒适体位

整理 → 接触患者的污物弃入医疗废物袋内，排泄物消毒后统一排放

记录 → 洗手；记录内容：灌肠时间，灌肠液种类及量，患者反应，排出粪便的量、次数、颜色和性状；记录方式举例：灌肠后排便1次，记录为1/E

图 3-2 保留灌肠的操作流程

2. 评分标准 见表3-2。

表3-2 保留灌肠的评分标准

姓名______________ 学号________________ 监考人______________ 分数______________

项目总分	评分标准及细则	标准分	得分	备注
准备质量标准(10分)	素质要求:服装整洁,仪表符合要求,态度和蔼可亲	1		
	核对患者信息,评估患者的年龄、病情、意识、心理状况及配合程度。评估患者的治疗情况,排便情况,肛周皮肤黏膜状况、有无痔疮	2		
	环境准备:安全、整洁、光线充足,关闭门窗,隔帘遮挡	1		
	患者准备:排空大小便,了解保留灌肠的目的、方法、注意事项及配合要点,取左侧卧位,做好准备	2		
	护士准备:洗手,戴口罩	2		
	用物准备:一次性肠道冲洗袋、治疗碗、按医嘱备灌肠药、润滑剂、棉签、手套、弯盘、纸巾、一次性垫单、小垫枕、便盆和便盆巾、输液架等	2		
操作流程质量标准(60分)	1. 将灌肠所需药液注入治疗碗内,混匀。关闭肠道冲洗袋开关,将药液注入袋内	5		
	2. 携用物至床旁,再次核对患者信息,解释,说明目的、方法、意义,取得患者配合。挂肠道冲洗袋于输液架上,液面高于肛门20~30 cm	5		
	3. 协助患者取左侧卧位,双腿屈曲,臀部移至床沿	3		
	4. 将垫枕、垫单置于患者臀下,抬高臀部10 cm	2		
	5. 用棉签检查患者肛周皮肤黏膜情况,有无痔疮	3		
	6. 戴手套,润滑肛管前端,排尽肛管内的空气,关闭调节器	5		
	7. 一只手垫纸巾分开臀部,暴露肛门口,嘱患者深呼吸,肛管缓慢插入10~15 cm	5		
	8. 固定肛管,打开调节器,缓慢注入药物,注入过程中观察流速及患者面色等情况。如果灌入受阻时,挤压肛管或移动肛管插入位置	10		
	9. 注入完毕,抬高肛管尾端,关闭开关调节器	5		
	10. 用纸巾包裹肛管拔出,擦净肛周,脱下手套	5		
	11. 嘱患者尽量保留药液1 h以上,将纸巾、呼叫器放于患者手边,如有不适,及时呼叫	3		
	12. 排便:将便盆及便盆巾轻柔地塞入患者臀下,协助排便	5		
	13. 协助患者整理衣物,保持床单位整洁,安置患者于舒适体位	2		
	14. 接触患者的污物弃于医疗垃圾袋内,排泄物消毒后统一排放	2		

续表 3-2

项目总分	评分标准及细则	标准分	得分	备注
终末质量标准（10 分）	健康教育	2		
终末质量标准（10 分）	按规范处理用物	2		
终末质量标准（10 分）	洗手，记录灌肠时间，灌肠液种类及量，患者反应，排出粪便的量、颜色和性状	2		
终末质量标准（10 分）	程序正确，操作熟练，动作规范，手法轻柔，时间把握合理	2		
终末质量标准（10 分）	解释合理，沟通恰当，体现人文关怀	2		
理论得分（20 分）	简述保留灌肠的注意事项	10		
理论得分（20 分）	患者灌肠时出现异常情况时的处理	10		
总分		100		

3. 指导患者内容

（1）向患者解释保留灌肠的目的、方法及配合要点，取得患者的理解。

（2）嘱患者灌肠前排空大小便。

（3）指导患者注意卧床休息，保证充足的睡眠。

（4）指导患者进食低脂、高维生素、优质低蛋白、清淡、易消化食物，少量多餐，不宜过饱。

（5）指导患者注意保持大便通畅。

4. 注意事项

（1）肛门、直肠、结肠等手术后及排便失禁患者不宜保留灌肠。

（2）操作过程中注意观察患者的意识及生命体征、出血倾向，加强巡视。

（3）插管动作轻柔，在灌肠过程中密切观察患者反应，如出现脉速、面色苍白、出冷汗、剧烈腹痛、心悸、气促等，应立即停止灌肠，通知医生，积极处理。

（4）灌肠时，掌握“细、深、少、慢、温、静”的操作原则，即管细、深度适合、液量少、流速慢、温度适宜、灌后嘱患者静卧。

（5）灌肠时如患者感觉腹胀或有便意时，嘱深呼吸，适当减慢灌肠液流速。

（6）若出现灌肠液面下降过慢或停止，应考虑粪块堵塞管孔，可移动或挤压肛管。

（7）灌肠液宜选用温水或弱酸性溶液，禁用肥皂水，以减少氨的产生和吸收。心力衰竭者，禁用生理盐水灌肠。

（8）观察患者大便的颜色及性状，避免排便用力过猛；体弱乏力者，于床上或床旁排便。

【测一测】

1. 乳果糖在治疗肝性脑病中的作用机制是（　　）

A. 与游离氨结合，从而降低血氨

B. 抑制肠内细菌生长,促进乳酸杆菌繁殖
C. 与氨合成尿素和鸟氨酸,从而降低血氨
D. 被细菌分解成乳酸和醋酸,使肠内呈酸性
E. 纠正氨基酸代谢不平衡,抑制假性神经递质形成

2. 以下<u>不属于</u>门静脉高压症的侧支循环代偿的是(　　)
A. 食管下段静脉曲张　　B. 脐周静脉曲张　　C. 腹壁静脉曲张
D. 下肢静脉曲张　　E. 痔静脉曲张

3. 肝硬化患者的腹水属于(　　)
A. 漏出液　　B. 渗出液　　C. 混浊液
D. 乳糜液　　E. 血性液

4. 肝硬化最常见的死亡原因是(　　)
A. 上消化道出血　　B. 自发性腹膜炎　　C. 原发性肝癌
D. 全身感染　　E. 肝性脑病

5. 以下<u>不属于</u>肝性脑病患者昏迷前期的主要表现是(　　)
A. 阵发性惊厥　　B. 肌张力增高　　C. 睡眠障碍
D. 意识错乱　　E. 行为失常

6. 肝性脑病前驱期的主要表现是(　　)
A. 轻度性格和行为改变　　B. 昏睡但可唤醒　　C. 扑翼样震颤
D. 意识错乱　　E. 昏迷

7. 患者,女性,57 岁。肝硬化 10 余年伴大量腹水,近日出现意识障碍,血氨增高。可选择的降血氨药物<u>不包括</u>(　　)
A. 精氨酸　　B. 鸟氨酸　　C. 氟马西尼
D. 苯甲酸钠　　E. 谷氨酸钾

8. 患者,男性,57 岁。2 年前诊断为肝硬化,近 1 周症状加重,出现大量腹水。遵医嘱予患者口服利尿剂治疗时,护士应密切观察患者体重变化,每天体重减少不宜超过(　　)
A. 0.3 kg　　B. 0.5 kg　　C. 0.8 kg
D. 1.0 kg　　E. 1.5 kg

9. 患者,男性,66 岁。因肝硬化伴上消化道大出血入院,出现性格改变、行为异常,可引出扑翼样震颤,怀疑肝性脑病。对明确诊断最有价值的实验室检查指标是(　　)
A. 血氨　　B. 血钾　　C. 血钠
D. 血肌酐　　E. 血尿素氮

10. 患者,男性,52 岁。肝硬化伴食管下段-胃底静脉曲张。以下护士饮食指导正确的是(　　)
A. 低盐饮食　　B. 高盐饮食　　C. 高蛋白饮食
D. 限制蛋白饮食　　E. 避免刺激性粗糙食物

实训三

急性胰腺炎患者护理技能

【案例导入】

贾某,女性,58 岁,以“间断腹痛 7 d,再发加重半天”为主诉入院。患者 7 d 前外出就餐后出现左上腹钝痛,伴烧心、反酸、腹胀、恶心、呕吐,呕吐物为胃内容物。今晨上述症状再发加重,急诊入院。

体格检查:T 38.8 ℃,P 110 次/min,R 22 次/min,BP 90/62 mmHg。急性痛苦病容,神志清,精神差。脐周压痛,无反跳痛,肠鸣音减弱。

辅助检查:血常规示 WBC 11.8×10^9/L。腹部增强 CT 示胰腺弥漫性肿大、密度不均,胰腺坏死呈皂泡征,胰周积液。

医疗诊断:急性胰腺炎。

【实训目的】

1. 能应用临床思维的方法对患者进行护理评估,制订护理方案。
2. 熟练掌握胃肠减压术操作流程。
3. 能快速、准确判断患者病情变化并正确处置。
4. 具备爱伤观念,做好人文关怀。

【案例讨论】

1. 请根据患者病情,提出至少 2 个主要护理诊断/问题,并制订护理措施。
2. 请模拟以下情境并分析问题。

入院第 3 天清晨,护士查房发现患者出现神志淡漠,皮肤黏膜苍白,出冷汗,24 h 尿量 300 mL。查体:脉搏细速,BP 80/60 mmHg。

请结合情境分析:

(1)该患者最可能发生了什么问题?

(2)防治要点有哪些?

【实训任务】

胃肠减压术。

1. 操作流程　见图 3-3。

素质要求：服装整洁；仪表符合要求；态度和蔼可亲

↓

评估：核对患者信息；评估患者年龄、意识、心理状态及配合程度、鼻腔情况，是否有人工气道，食管、胃肠梗阻情况

↓

操作前准备：
护士准备：着装规范，洗手，戴口罩
环境准备：温、湿度适宜，光线充足，关闭门窗，拉好隔帘
用物准备：手部消毒液、治疗盘、治疗碗2个（1个放温水或者生理盐水，1个放纱布、镊子）、50 mL注射器、纱布、别针、无菌石蜡油棉球、棉签、胶布、弯盘、压舌板、听诊器、负压吸引器、手套、治疗单、笔、污物容器、利器盒、手电筒等

↓

患者准备：半坐位或舒适卧位，了解胃肠减压术的目的、方法、注意事项及配合要点。颌下铺治疗巾，棉签清洁鼻腔

↓

留置胃管：
测量插管长度：
方法一：前额发际到剑突
方法二：鼻尖到耳垂+鼻尖到剑突
做好标记，成人一般为45~55 cm，婴幼儿一般为14~18 cm
置胃管：
润滑胃管前端，镊子夹住胃管前端，轻轻插入鼻孔，到咽喉部（14~15 cm）时，嘱患者做吞咽动作，随之迅速将胃管插入

↓

确认胃管位置：
确认胃管在胃内：
胃管末端接注射器抽吸，有胃液流出
置听诊器于胃部，注射器从胃管注射10 mL空气，有气过水声
患者呼气时，胃管末端置于治疗碗内水中无气泡逸出

↓

连接负压装置：
连接负压吸引器保持负压持续有效，并妥善固定
贴胃管标识，注明插管时间以及深度、置入人姓名。记录患者情况，胃肠减压引流液的色、质、量

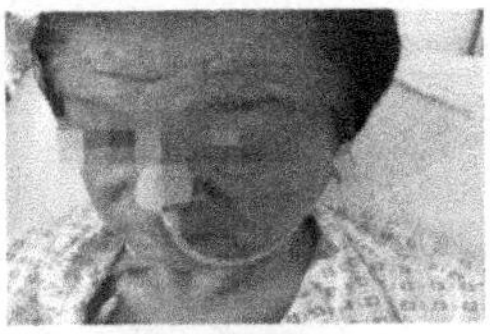

固定胃管

↓

健康教育：告知留置胃肠减压目的、注意事项；告知患者留置胃肠减压期间禁食、禁饮

↓

停止减压：核对，解释。先将吸引器装置与胃管分离，捏紧胃管末端。嘱患者吸气后摒气，用纱布包裹鼻孔处胃管，边拔边擦拭，胃管尖端至咽喉处时迅速拔出

↓

整理：清洁患者鼻部、面部；协助患者取舒适体位，整理床单位。处理用物，洗手，记录拔管时间及患者情况

图3-3 胃肠减压术的操作流程

2. 评分标准　见表3-3。

表 3-3　胃肠减压术的评分标准

姓名____________　学号____________　监考人____________　分数____________

项目总分	评分标准及细则	标准分	得分	备注
准备质量标准（10分）	素质要求：服装整洁、衣帽整齐、态度和蔼可亲	1		
	核对患者信息，评估患者病情、意识、心理状态及配合程度。评估鼻腔是否通畅，鼻黏膜有无糜烂。评估是否有人工气道，食管、胃肠梗阻情况	2		
	患者准备：了解胃肠减压的目的、方法、注意事项及配合要点，半坐位或者舒适卧位，做好准备	2		
	环境准备：温、湿度适宜，光线充足，关闭门窗，拉好隔帘	1		
	护士准备：着装规范，洗手，戴口罩	2		
	用物准备：手消毒液、一次性胃管、镊子、治疗盘、治疗碗 2 个（1 个放温水或者生理盐水，1 个放纱布、镊子）、50 mL 注射器、纱布、别针、无菌石蜡油棉球、棉签、胶布、弯盘、压舌板、听诊器、负压吸引器、手套、治疗单、污物容器、利器盒、手电筒等	2		
操作流程质量标准（60分）	1. 携用物至床旁，核对患者信息，解释，说明目的、方法、意义，取得患者配合	3		
	2. 协助患者取半坐位或者舒适卧位	2		
	3. 手消毒，患者颌下铺垫巾，把弯盘置于颌下，戴手套，棉签清洁鼻腔	3		
	4. 检查胃管，测量胃管插入长度，即前额发际到剑突或鼻尖经耳垂至胸骨剑突处，做好标识。成人一般插入长度为 45 ~ 55 cm，婴幼儿一般插入长度为 14 ~ 18 cm	7		
	5. 石蜡油棉球润滑胃管前端，一只手持镊子夹住胃管前端，轻轻插入鼻孔，到咽喉部（插入 14 ~ 15 cm）时，嘱患者做吞咽动作，随之顺势将胃管插入	7		
	6. 确认胃管在胃内：胃管末端接注射器抽吸，有胃液流出。置听诊器于胃部，注射器从胃管注射 10 mL 空气，有气过水声。患者呼气时，胃管末端置于治疗碗内水中无气泡逸出	10		
	7. 用胶布将胃管固定在鼻翼及面颊部，连接负压吸引引流装置，保持负压持续有效，妥善固定负压引流装置	5		
	8. 脱手套，贴胃管标识，注明插管时间、插管深度、置入人姓名	3		
	9. 协助患者取舒适体位，整体床单位，询问有无不适，告知注意事项	3		
	10. 洗手，记录患者情况，胃肠减压引流液的颜色、性质、量	3		
	11. 停止胃肠减压：核对患者信息，解释，说明目的、方法，取得配合	3		
	12. 将吸引器装置与胃管分离，捏紧胃管末端	3		
	13. 嘱患者吸气后摒气，用纱布包裹鼻孔处胃管，边拔边擦拭，胃管尖端至咽喉处时迅速拔出	5		
	14. 清洁患者鼻部、面部。协助患者取舒适体位，整理床单位，询问有无不适，告知注意事项	3		

续表 3-3

项目总分	评分标准及细则	标准分	得分	备注
终末质量标准(10分)	健康教育	2		
	按规范处理用物	2		
	洗手,记录	2		
	动作轻巧、稳当、正确,患者感觉良好,时间合理	2		
	解释合理,沟通恰当,体现人文关怀	2		
理论得分(20分)	简述胃肠减压注意事项	10		
	简述胃肠减压的目的	10		
总分		100		

3. 指导患者内容

(1)告知患者胃肠减压的目的、方法及注意事项。

(2)告知患者胃肠减压期间应禁食、禁水,保持口腔清洁。

(3)告知患者及家属妥善放置负压引流装置,防止胃管脱落。

(4)告知患者如有呼吸不畅等不适时,及时告知医护人员。

4. 注意事项

(1)根据患者病情、年龄选择合适的胃管。

(2)食管静脉曲张或食管梗阻的患者,禁忌进行胃肠减压术。

(3)插胃管的过程中患者如发生咳嗽、呼吸困难、发绀等现象应立即拔出胃管,休息片刻后再重新插入。

(4)使用胃肠减压器之前,必须检查其完整性、有无漏气。

(5)胃肠减压器使用过程中需保持负压吸引状态,保持胃管通畅。

(6)注意胃肠减压引流物的色、质、量及患者腹部症状、体征,如有异常立即通知医师。

(7)胃肠减压期间,注意患者口腔卫生,每日做好口腔护理。

(8)冲洗胃管时如遇阻力,不可强行冲洗,应及时通知医生,查明原因并采取相应措施。

【测一测】

1. 患者,男性,50 岁。饱餐、酗酒 2 h 后出现上腹部持续性剧痛并向左肩、腰背部放射,伴恶心、呕吐、肠麻痹及严重腹胀,不宜使用的药物是(　　)

A. 吗啡　　B. 654-2　　C. 哌替啶

D. 阿托品　　E. 施他宁

2. 患者,男性,52 岁。中午饱餐 1 h 后突然出现中、上腹部剧烈的刀割样疼痛,且向腰背部放射,继而呕吐胆汁,伴高热、面色苍白。急诊入院检查时全腹疼痛,腹肌

强直。以下紧急处理措施**不妥**的是(   )

A. CT 检查　B. 静脉输液　C. 解痉、止痛

D. 鼻饲流食　E. 应用抗生素

(3 ~4 题共用题干)

患者,男性,27 岁。上腹痛 2 d,能忍受。今日午餐后疼痛加剧,伴呕吐,吐后疼痛不缓解,疑为急性胰腺炎。

3. 为明确诊断,宜为患者进行的检查是(   )

A. 血清淀粉酶测定　B. 血清脂肪酶测定　C. 血白细胞计数

D. 血钙测定　E. 血糖测定

4. 该患者的饮食方式正确的是(   )

A. 低糖、低脂流食　B. 半流质饮食　C. 软质饮食

D. 普食　E. 禁食

5. 患者,男性,56 岁。急发腹痛 2 d,血淀粉酶 2 500 U/L,血钙 1.6 mmol/L,诊断为急性胰腺炎。能有效抑制其胰腺分泌的药物是(   )

A. 阿托品　B. 甲硝唑　C. 生长抑素

D. 甲氰咪胍　E. 山莨菪碱

6. 患者,女性,36 岁。上腹部疼痛伴恶心、呕吐 8 d,考虑为急性胰腺炎。该患者引起此病最可能的原因是(   )

A. 胰管梗阻　B. 胆道疾病　C. 手术损伤

D. 酗酒和暴饮暴食　E. 十二指肠乳头病变

7. 急性胰腺炎的炎症属于(   )

A. 感染性炎症　B. 无菌性炎症　C. 免疫性炎症

D. 化学性炎症　E. 化脓性炎症

8. 对预防急性胰腺炎有重要意义的措施是(   )

A. 控制糖尿病　B. 防治胆管疾病　C. 注意饮食卫生

D. 经常服用消化酶类药物　E. 经常应用抗生素预防感染

9. 患者,男性,45 岁。饮酒后突然发生中上腹持久剧烈疼痛,伴反复恶心,呕吐胆汁。查体:上腹部压痛,腹壁轻度紧张。测血清淀粉酶明显增高。对该患者的首选处理措施是(   )

A. 禁食、胃肠减压　B. 适当补钾、补钙　C. 外科手术准备

D. 屈膝侧卧位　E. 应用抗生素

10. 下列对急性胰腺炎腹痛特征的描述**不正确**的是(   )

A. 饱餐或饮酒后发生　B. 疼痛位于中上腹　C. 伴频繁呕吐

D. 间隙发作性上腹剧痛　E. 疼痛可向左腰部放射

实训四

上消化道出血患者护理技能

【案例导入】

孙某,男性,53 岁。以“黑便 2 d”为主诉入院。2 d 前患者无明显诱因出现黑便,大便为柏油样,1 ~ 2 次/d,量少伴上腹部隐痛、恶心、反酸、烧心,无发热、呕血、头晕、心悸、胸闷、晕厥等。高血压病 20 年,陈旧性脑梗死 10 年。否认糖尿病、血脂异常病史,否认肝炎、结核等传染病史。

体格检查:结膜苍白,神志清楚,精神可。

辅助检查:血常规示 RBC 2.9×10^{12}/L,Hb 69 g/L,WBC 9.9×10^{9}/L,中性粒细胞 6.76×10^{9}/L。凝血功能测定示凝血酶原时间 18.3 s,活动度 52.1%,国际标准化比值 1.58。胃镜示十二指肠球部多发溃疡并出血、变形;糜烂性胃炎。

医疗诊断:①十二指肠球部多发溃疡并出血、变形;②糜烂性胃炎;③原发性高血压;④陈旧性脑梗死。

【实训目的】

1. 能应用临床思维的方法对上消化道出血患者进行护理评估,分析病情。
2. 掌握静脉输血操作流程、注意事项。
3. 掌握常见输血反应及处理措施。
4. 掌握上消化道出血患者的护理流程。
5. 能够更好地结合临床病例,拓展思维,将课本知识运用到临床实际案例当中。

【案例讨论】

1. 请根据患者病情,提出至少 3 个主要护理诊断/问题,并制订护理措施。
2. 请模拟以下情境并分析问题。

根据患者病情需要,遵医嘱给予静脉输血治疗。输血过程中,护士查房发现患者出现寒战、高热、恶心、呕吐、肌肉酸痛等不适症状,立即通知医生。

请结合情境分析:

(1)该患者最可能发生了什么问题?如何处理?

(2)静脉输血操作要点及注意事项有哪些?

【实训任务】

静脉输血术。

1. 操作流程　见图 3-4。

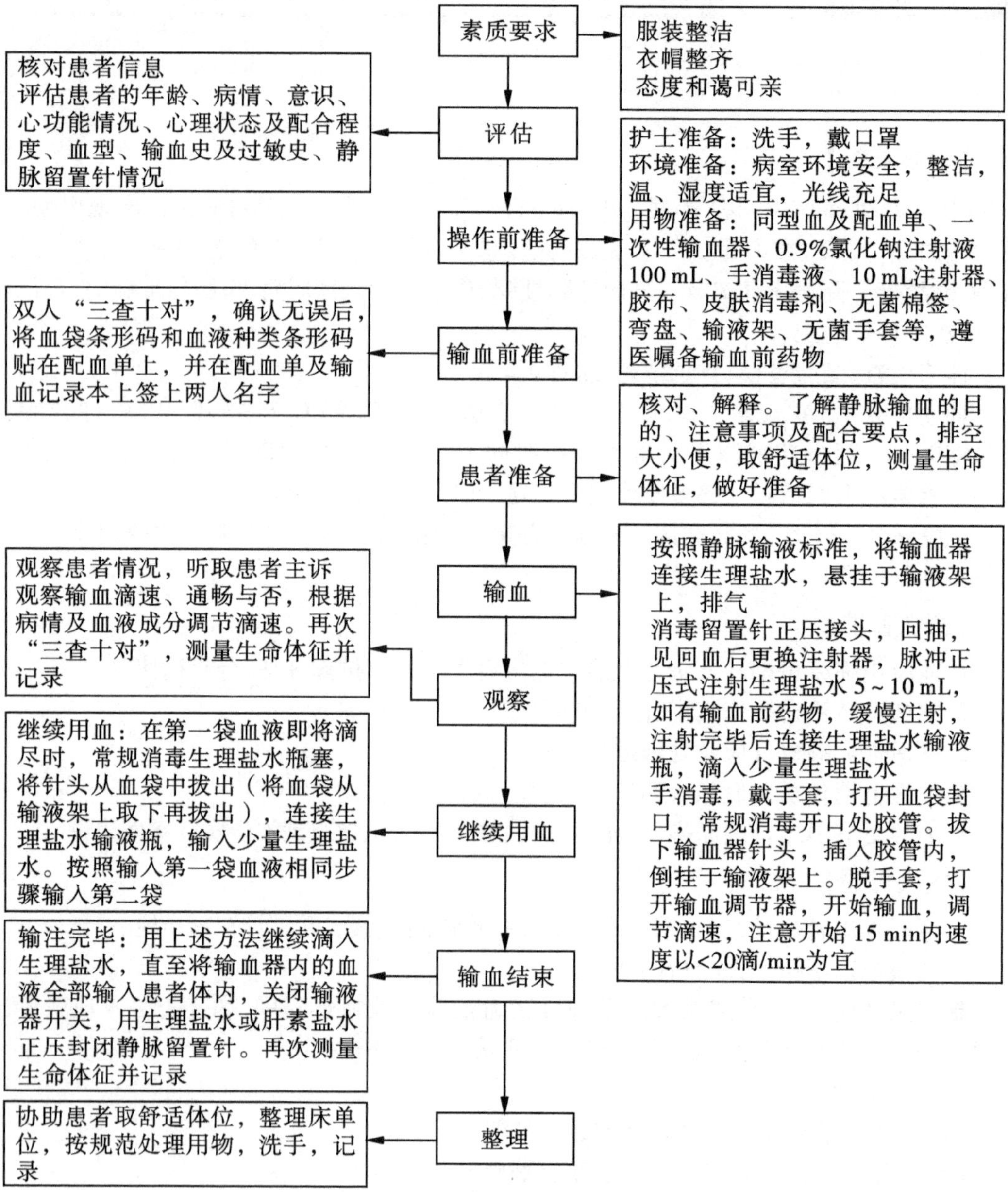

图 3-4　静脉输血术的操作流程

2. 评分标准　见表3-4。

表3-4　静脉输血术的评分标准

姓名＿＿＿＿＿＿　学号＿＿＿＿＿＿　监考人＿＿＿＿＿＿　分数＿＿＿＿＿＿

项目总分	评分标准及细则	标准分	得分	备注
准备质量标准（10分）	素质要求：服装整洁，仪表符合要求，态度和蔼可亲	1		
	核对患者信息，评估患者年龄、病情、意识、心理状态及配合程度、血型、有无输血史及过敏史、静脉留置针情况	2		
	患者准备：了解静脉输血的目的、方法、注意事项及配合要点，排空大小便，取舒适体位，测量生命体征，做好准备	1		
	环境准备：病室环境安全，整洁，温、湿度适宜，光线充足	1		
	护士准备：规范着装，洗手，戴口罩	1		
	用物准备：同型血及配血单、一次性输血器、0.9%氯化钠注射液100 mL、手消毒液、10 mL注射器、胶布、皮肤消毒剂、无菌棉签、弯盘、输液架、无菌手套等，遵医嘱备输血前药物	1		
	双人“三查十对”：“三查”，即血液的有效期、血液质量、输血装置是否完好；“十对”，即病区、床号、姓名、性别、住院号、血袋号、血型（含Rh抗原）、交叉配血试验结果、血液种类和剂量。确认无误后，将血袋条形码和血液种类条形码贴在配血单上，并在配血单及输血记录本上签上两人名字	3		
操作流程质量标准（60分）	1. 携用物至床旁，核对患者信息，解释，说明目的、方法、意义，取得患者配合	5		
	2. 协助患者取舒适体位，手消毒，按照静脉输液标准，将输血器连接生理盐水，悬挂于输液架上，排气	5		
	3. 测量患者生命体征，并记录	2		
	4. 消毒留置针正压接头，回抽，见回血后更换注射器，脉冲正压式注射生理盐水5～10 mL，拔出注射器，如有输血前药物，缓慢注射，注射完毕后连接生理盐水输液瓶，滴入少量生理盐水	5		
	5. 再次双人“三查十对”，确认无误后，以手腕旋转动作轻轻摇匀血袋内的血液	3		
	6. 手消毒，戴手套，打开血袋封口，常规消毒开口处胶管	5		
	7. 拔下输血器针头，插入胶管内，倒挂于输液架上	2		
	8. 脱手套，打开输血调节器，开始输血，调节滴速，注意开始15 min内速度以<20滴/min为宜	2		

续表 3-4

项目总分	评分标准及细则	标准分	得分	备注
操作流程质量标准（60分）	9. 整理床单位，协助患者取舒适体位，告知注意事项，并将呼叫器放于患者手边。处理用物，洗手，记录	3		
	10. 输血 15 min 后，观察患者情况并听取患者主诉，测量并记录患者生命体征，若无不良反应，根据病情、血液种类调节滴速	3		
	11. 输血过程中巡视，密切观察患者情况，观察有无输血反应，再次核对信息（“三查十对”）。洗手，记录	5		
	12. 继续用血：在第一袋血液即将滴尽时，常规消毒生理盐水瓶塞，将针头从血袋中拔出（将血袋从输液架上取下再拔出），连接生理盐水输液瓶，输入少量生理盐水。按照输入第一袋血液相同步骤输入第二袋	10		
	13. 输注完毕：用上述方法继续滴入生理盐水，直至将输血器内的血液全部输入患者体内，关闭输液器开关，用生理盐水或肝素盐水正压封闭静脉留置针。再次测量生命体征并记录	10		
终末质量标准（10分）	协助患者取舒适体位，整理床单位	1		
	健康教育	2		
	按规范处理用物，血袋上注明输血结束时间，保留 24 h 备检	2		
	洗手，记录输血时间、种类、量、血型、血袋号、滴速，患者生命体征及有无输血反应	2		
	动作轻巧、稳当、正确，患者感觉良好，时间合理	2		
	解释合理，沟通恰当，体现人文关怀	1		
理论得分（20分）	简述静脉输血的注意事项	10		
	简述输血的适应证	10		
总分		100		

3. 指导患者内容

（1）向患者说明输血速度调节的依据，告知患者勿擅自调节滴速。

（2）向患者介绍常见输血反应的症状和防治方法。并告知患者，一旦出现不适症状，应及时按呼叫器，告知医护人员。

（3）向患者介绍输血的适应证和禁忌证。

（4）输血完毕要适当休息，避免重体力劳动。

4. 注意事项

（1）输血前应了解患者血型、输血史及过敏史。

（2）在进行血型鉴定和交叉配血时应分别采集血标本。

(3)在采集血标本配血时应双人核对输血申请单。禁止同时为两名患者采集血标本,以避免发生差错。

(4)在输血过程中注意认真做好无菌操作及查对。查对应包括操作前、操作中、操作后查对,查对内容包括:病区、床号、姓名、住院号、血袋号、血型(含 Rh 抗原)、交叉配血试验结果、血液种类和剂量、采血的日期,同时检查血液的有效期、血液质量、输血装置是否完好,受、供血者信息。

(5)在取血、输血前、输血过程中均须双人核对,无误后才可输注。

(6)血液自血库取出后不可剧烈振荡,以免红细胞破坏引起溶血。

(7)库存血不能加热,以免血浆蛋白凝固变性引起不良反应,输注前在室温下放置 15 ~20 min 后再输入。

(8)输入的血液中不可加入其他药品、高渗或低渗液体,以防血液凝集或溶血。

(9)全血、成分血和其他血液制品应从血库取出后 30 min 内输注,1 个单位的全血或成分血应在 4 h 内输完。

(10)输血用静脉穿刺针最好选用 20G 以上的留置针或 9 号以上的钢针针头,以利于红细胞通过,避免红细胞破坏。

(11)输血时应先慢后快,开始时滴速不超过 20 滴/min,观察 15 min 左右若患者未出现不良反应,可根据患者年龄及病情调整滴速,成人一般 40 ~60 滴/min,儿童酌减,并告知患者勿擅自调节滴速。对年老体弱、严重贫血、心力衰竭患者应谨慎,滴注宜慢。

(12)输血过程中,一定要加强巡视,观察有无输血反应的征象,并询问患者有无任何不适反应。一旦出现输血反应,应立即停止输血,更换输血器,用生理盐水维持静脉通道,通知医生,做好抢救准备。同时保留余血、送检、记录。

(13)输入两袋及以上血液时,每袋血之间须滴注少量生理盐水冲洗输血导管;输血完毕,须继续滴注少量生理盐水,以防发生不良反应。

(14)输血结束后将血袋送至输血科保留 24 h,以备患者发生输血反应时检查并分析原因。血袋保留 24 h 后焚毁,并有相关记录。

(15)用于输注全血、成分血或生物制剂的输血器宜 4 h 更换一次。

(16)输血前需测量生命体征,如果患者体温过高,需询问医生或降温后方可输注。

(17)对于高钾患者,需先给予降钾治疗,血钾降至正常后,方可输注库存血。

【测一测】

1. 引起上消化道出血最常见的疾病是(　　)

A. 肝硬化门静脉高压　B. 急性糜烂性胃炎　C. 胃黏膜撕裂症

D. 化脓性胃炎　E. 消化性溃疡

2. 正确的上消化道出血患者的饮食护理是(　　)

A. 黑便者禁食　B. 溃疡病者禁食　C. 严重呕血者暂禁食

D. 均可进温凉、清淡流质　E. 隐血便者要进高温食物

3. 患者,男性,46 岁。诊断为上消化道出血收住院。为明确出血病因,首选的检查方法是(　　)

A. X 射线钡餐造影检查　B. 选择性动脉造影　C. 内镜检查

D. 血化验检查　　E. 吞线试验

4. 患者,男性,46 岁。诊断为上消化道出血收住院。治疗后提示出血停止的征象是(　　)

A. 肠鸣音亢进　　B. 血尿素氮升高　　C. 外周血中红细胞比容下降

D. 外周血中血红蛋白量下降　　E. 外周血中网织红细胞计数减少

5. 患者,女性,65 岁。肝硬化病史 5 年,因饮食不当出现呕血、黑便 1 d 入院。呕吐暗红色液体 3 次,量约 800 mL,解黑便 2 次,量约 500 g。查体:T 37.8 ℃,P 120 次/min,R 22 次/min,BP 85/60 mmHg,精神萎靡,面色苍白,四肢湿冷。首要的治疗措施是(　　)

A. 禁食　　B. 介入治疗　　C. 胃镜止血

D. 积极补充血容量　　E. 气囊管压迫止血

6. 患者,男性,56 岁。肝硬化腹水 15 年,经常并发上消化道出血,已住院治疗 4 次。昨天半夜呕出鲜红色血液约 1 200 mL,即急诊住院。患者此时最可能出现的护理问题是(　　)

A. 体温升高　　B. 营养失调　　C. 皮肤破损

D. 出血性休克　　E. 组织灌注量改变

7. 患者,女性,55 岁。既往有肝硬化病史 10 年,胃镜检查示食管静脉重度曲张。今突然出现呕血,呕出暗红色血液 100 mL,烦躁不安,四肢湿冷。该患者需要马上采取的急救措施**不包括**(　　)

A. 心电、血压监护　　B. 迅速建立静脉通道　　C. 静脉滴注 706 代血浆

D. 三腔双囊管压迫止血　　E. 立即去血库取血准备输血

8. 患者,男性,52 岁。因上消化道出血使用三腔双囊管为其止血。患者突然出现呼吸困难、发绀,应立即(　　)

A. 机械通气　　B. 高流量吸氧　　C. 清除呼吸道分泌物

D. 静脉注射呼吸兴奋剂　　E. 抽出气囊气体,同时检查是否脱出

9. 患者,男性,64 岁。因上消化道出血使用三腔双囊管为其止血。下列说法**不正确**的是(　　)

A. 患者应禁食

B. 一般置管 3 ~4 d

C. 放置三腔双囊管 24 h 后应立即注气

D. 出血停止后,应先放气观察 24 h 后再拔管

E. 压迫期间,若患者出现呼吸困难,应立即抽出三腔双囊管内气体,以免发生窒息

(张珊珊　胡姣姣)

第四部分

泌尿系统疾病患者的护理

实训一

急性肾盂肾炎患者护理技能

【案例导入】

刘某,女性,38 岁,以“腰痛 3 d,发热 1 d”为主诉入院。患者 3 d 前无明显诱因出现右侧腰部胀痛,无放射痛,活动后加重,休息后无明显缓解,并有尿频、尿急、尿痛,伴纳差、恶心、乏力,未予重视及治疗。昨晚再次出现发热,自测体温 39.3 ℃,无头痛,无胸痛、胸闷,无腹痛、腹泻,无寒颤,无血尿,为进一步诊治来院就诊。既往体健,无其他疾病史,无药物及食物过敏史,无外伤、手术史,无输血史。饮食及睡眠欠佳,大便正常。

体格检查:T 38.5 ℃,P 86 次/min,R 20 次/min,BP 118/66 mmhg,意识清醒、精神欠佳,浅表淋巴结未扪及肿大,双肾区叩击痛(+)。

辅助检查:彩超示肝胆胰脾、双肾及输尿管区未见明显异常。血常规示 WBC 12.9×10^9/L,N 72.6%,L 29.0%,Hb 126 g/L,PLT 213×10^9/L。C 反应蛋白(CRP)16 mg/L。尿常规:白细胞(++),潜血(+++)。

医疗诊断:急性肾盂肾炎。

【实训目的】

1. 能应用临床思维方法对急性肾盂肾炎患者进行护理评估,分析病情。
2. 能正确留取尿细菌学标本,为临床诊断及用药提供依据。
3. 能为急性肾盂肾炎患者制订护理方案。
4. 能更好地结合临床病例,拓展思维,将课本知识运用到临床实际案例当中。
5. 具备爱伤观念,做好人文关怀。

【案例讨论】

1. 请根据患者病情,提出至少 3 个主要护理诊断/问题,并制订护理措施。
2. 请模拟以下情境并分析问题。

情境一:患者由家属轮椅推入病房,右侧腰部剧烈疼痛,大汗淋漓,伴尿频、尿急、尿痛、纳差、恶心、乏力。遵医嘱为患者采集尿培养标本及执行各项治疗措施。

请结合情景分析:

(1)该患者目前最主要的护理问题是什么?

(2)留取尿培养标本的注意事项有哪些?

情景二:遵医嘱为患者应用退热药物后,患者 T 36.0 ℃,P 76 次/min,R 18 次/min,BP 90/56 mmHg。神志清楚,精神欠佳,大量出汗。

请结合情境分析:

(1)该患者目前病情观察要点有哪些?

(2)如何向患者及家属做解释工作?

【实训任务】

尿培养标本采集。

1. 操作流程 见图4-1。

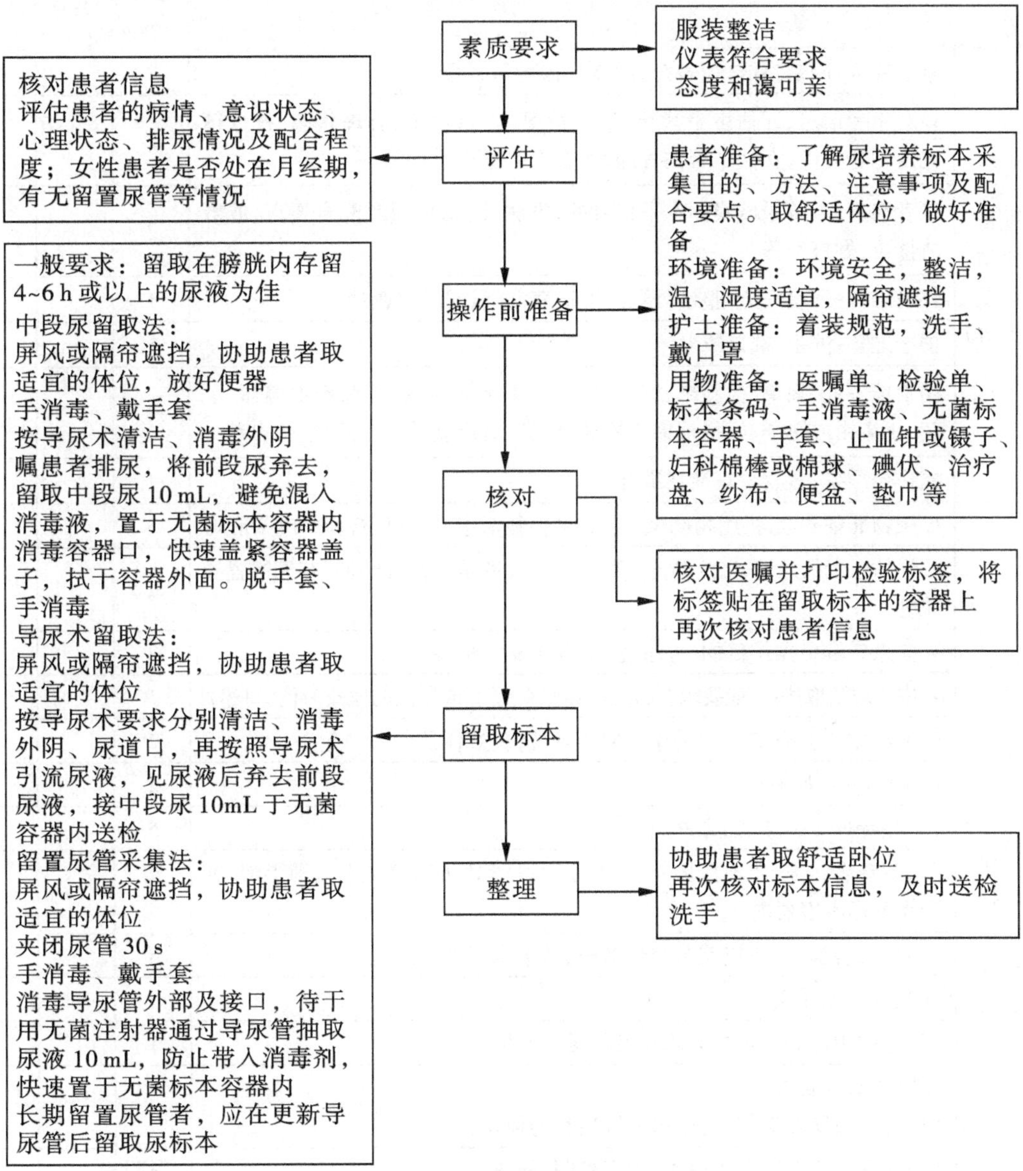

图4-1 尿培养标本采集的操作流程

2. 评分标准　见表4-1。

表4-1　尿培养标本采集的评分标准

姓名＿＿＿＿＿＿　学号＿＿＿＿＿＿　监考人＿＿＿＿＿＿　分数＿＿＿＿＿＿

项目总分	评分标准及细则	标准分	得分	备注
准备质量标准(10分)	素质要求:服装整洁,仪表符合要求,态度和蔼可亲	1		
	核对患者信息,评估患者病情、治疗情况、意识状态、心理状态、排尿情况及配合程度,女性是否在月经期,有无留置导尿管	2		
	患者准备:了解尿培养标本采集目的、方法、注意事项及配合要点,取舒适体位,做好准备	2		
	环境准备:环境安全,整洁,温、湿度适宜,屏风或隔帘遮挡	1		
	护士准备:洗手、戴口罩	1		
	用物准备:医嘱单、检验单、标本条码、速干手消毒液、无菌标本容器、手套、止血钳或镊子、妇科棉棒或棉球、碘伏、治疗盘、纱布、便盆、垫巾等	2		
	操作台准备:盘、台、车清洁准确	1		
操作流程质量标准(60分)	1. 用物准备齐全,将用物携至患者床旁。核对患者信息、检验单或条形码	3		
	2. 评估患者的病情、治疗情况、意识状态、女性是否在月经期、有无留置导尿管	2		
	3. 向患者解释操作目的、方法、注意事项及配合要点	2		
	4. 中段尿留取法:一般要求在膀胱内存留4~6 h或以上的尿液为佳(口述)	1		
	(1)屏风或隔帘遮挡,协助患者取半卧位,放好便器	2		
	(2)手消毒、戴手套	2		
	(3)按导尿术清洁、消毒外阴	5		
	(4)嘱患者排尿,将前段尿弃去,留取中段尿10 mL,避免混入消毒液,置于无菌标本容器内	5		
	(5)消毒容器口,快速盖紧容器盖子,拭干容器外面	5		
	(6)脱手套、手消毒	1		
	(7)过程中注意保护患者隐私及保暖(口述)	1		
	5. 导尿术留取法: (1)屏风或隔帘遮挡,协助患者取适宜的体位	2		
	(2)按导尿术要求分别清洁、消毒外阴、尿道口	3		
	(3)再按照导尿术引流尿液,见尿液后弃去前段尿液,接中段尿10 mL于无菌容器内	3		
	6. 留置尿管采集法: (1)屏风或隔帘遮挡,协助患者取适宜的卧位,放好便器	2		

续表 4-1

项目总分	评分标准及细则	标准分	得分	备注
操作流程质量标准(60分)	(2)夹闭尿管 30 s	2		
	(3)手消毒、戴手套	2		
	(4)消毒导尿管外部及接口,待干	4		
	(5)用无菌注射器通过导尿管抽取尿液 10 mL,防止带入消毒剂,快速置于无菌标本容器内	5		
	(6)消毒容器口,快速盖紧容器盖子,拭干容器外面	3		
	(7)脱手套、手消毒	1		
	(8)长期留置尿管者,应在更新导尿管后留取尿标本(口述)	1		
	(9)操作过程中注意保护患者隐私及保暖(口述)	1		
	7. 清洁外阴,协助患者穿好裤子,取舒适体位,整理床单位	2		
终末质量标准(10分)	健康教育	2		
	按规范处理用物,再次核对标本信息,及时送检	2		
	洗手、摘口罩、记录	2		
	程序正确,操作熟练,动作规范,手法轻柔,时间把握合理	2		
	解释合理,沟通恰当,体现人文关怀	2		
理论得分(20分)	简述尿培养标本采集目的	10		
	简述尿培养标本采集注意事项	10		
总分		100		

3. 指导患者内容

(1)嘱患者留取尿培养标本前,用温水清洗外阴,避免阴道分泌物混入标本内。

(2)嘱患者留取尿标本时间为上次排尿后的 4 ~6 h。

(3)嘱患者排尿,将前段尿弃去,留取中段尿 10 mL 于标本容器内。

(4)嘱患者留取尿培养标本前不宜多饮水。

(5)嘱患者留取标本过程中不会有不适,放松心情,不必紧张。

4. 注意事项

(1)严格执行无菌操作,防止尿标本污染影响检验结果。

(2)女性患者避免月经期留取尿培养标本。

(3)在应用抗生素前或抗生素停用 5 d 后留取尿标本。

(4)留取尿标本前不宜过多饮水。

(5)会阴部分泌物过多时,应先清洁或冲洗后再留取尿标本。

(6)尿培养标本留取后及时送检,常规不超过 2 h。

(7)留置导尿患者禁忌留取尿袋中的尿液送检。

(8)为患者提供安全、隐蔽的环境，消除紧张情绪。

(9)操作过程中应注意人文关怀，确保患者安全，注意患者保暖。

【测一测】

1. 下列对尿路感染患者的健康教育中，**不正确**的是(　　)

A. 鼓励患者多饮水　B. 保持会阴部清洁　C. 及时治疗尿路结石

D. 及时治疗尿道损伤　E. 长期预防性服用抗生素

2. 患者，男性，68 岁。糖尿病病史 13 年，近期出现明显全身感染症状，肋脊角疼痛、压痛和叩击痛，血白细胞增高。应首先考虑(　　)

A. 尿道炎　B. 膀胱炎　C. 肾盂肾炎

D. 肾小球肾炎　E. 肋间神经炎

3. 患者，女性，28 岁，已婚。入院诊断为肾盂肾炎，询问护士该病的预防知识。应告知患者本病的易感因素**不包括**(　　)

A. 尿路梗阻　B. 尿路畸形　C. 泌尿系统损伤

D. 长期服用降压药　E. 机体抵抗力降低

4. 患者，女性，18 岁。2 d 前感冒后出现尿频、尿急和排尿疼痛，以“急性肾盂肾炎”收入院，鼓励患者多饮水的目的主要是(　　)

A. 加速退热　B. 维持体液平衡　C. 保持口腔清洁

D. 减少药物毒性反应　E. 促进细菌毒素及炎性分泌物排出

5. 患者，男性，30 岁。尿潴留。近日出现畏寒，测体温 39.9 ℃，伴膀胱刺激征，门诊查尿常规见白细胞管型。疑为尿路感染入院，医生建议患者每天尽量多饮水。尿路感染患者每日推荐饮水量为(　　)

A. 1 500 mL 以上　B. 2 000 mL 以上　C. 2 500 mL 以上

D. 3 000 mL 以上　E. 4 000 mL 以上

实训二

慢性肾衰竭患者护理技能

【案例导入】

胡某,女性,62 岁,因“间断发热 8 个月,间断恶心、呕吐 1 个月,腹胀 5 d”入院。8 个月前患者出现间断性低热,在医院查髓过氧化物酶(MPO)阳性,胸部 CT 考虑肺间质改变,给予药物治疗,症状好转。1 个月前出现间断恶心、呕吐,呕吐物为胃容物,晨起易发生,出现双下肢水肿,久坐后加重,活动后减轻,伴间断乏力,无明显眼睑水肿。5 d 前自感腹胀,食欲下降。高血压病病史 10 年余,血压最高可达 165/100 mmHg,未用药治疗,现血压在 140/59 mmHg 左右。

体格检查:T 36.5 ℃,P 65 次/min,R 20 次/min,BP 143/68 mmHg,睑结膜稍苍白,双下肢中度水肿。

辅助检查:肝、肾功能示丙氨酸氨基转移酶 5.30 U/L,天门冬氨酸氨基转移酶 9.00 U/L,白蛋白 35.20 g/L,肌酐 973.00 μmol/L,尿酸 463.00 μmol/L,尿素 34.59 mmol/L,血钾6.22 mmol/L;血常规示 Hb 80 g/L,N 81.9%,二氧化碳结合力 12 mmol/L。

医疗诊断:①慢性肾衰竭;②高钾血症;③代谢性酸中毒;④高血压 2 级(极高危);⑤贫血。

【实训目的】

1. 能应用临床思维的方法对慢性肾衰竭患者进行护理评估,分析病情。
2. 掌握慢性肾衰竭患者常见症状,提出护理问题,制订护理措施。
3. 掌握慢性肾衰竭患者肾脏替代治疗方法——腹膜透析。
4. 掌握腹膜透析换液方法。
5. 掌握腹膜透析早期出口处护理的方法。
6. 具备爱伤观念,做好人文关怀。

【案例讨论】

1. 请根据患者病情,提出至少 3 个主要护理诊断/问题,并制订护理措施。
2. 请模拟以下情境并分析问题。

情境一:患者由门诊推入肾病科,慢性病容,贫血貌,深大呼吸,口中有氨味。遵医嘱给予无创伤心电血压监测,氧气吸入 3 L/min,建立静脉通道,并给予 10% 葡萄糖注射液 250 mL+正规胰岛素 10 U 静脉滴注,输注过程中每 1 h 测血糖;50% 葡萄糖注射液 20 mL+葡萄糖酸钙注射液 1.0 g 静脉缓慢注射;碳酸氢钠注射液 150 mL 静脉滴注。医生与患者及家属谈临时性血液透析治疗方式,取得患者及家属的配合。

请结合情境分析:

(1)该患者目前护理观察要点是什么?

(2)目前如何调整患者饮食?

情境二:患者经过2 d治疗后,血钾、二氧化碳结合力指标恢复正常,但恶心、呕吐、腹胀症状仍然存在。医生与患者及家属谈长期透析管路的建立,最后患者及家属选择腹膜透析做为长期透析方式,择期手术建立透析管路。

请结合情境分析:

(1)护士怎样做术前宣教?

(2)护士如何做好心理护理,缓解患者焦虑情绪?

(3)腹膜透析治疗的适应证与禁忌证都有哪些?

情景三:患者术后3 d,术后恢复良好,术口未见明显渗血、渗液,腹膜透析液引流通畅,引流液为透明液体,恶心、呕吐症状较前略有缓解。患者在与同病房其他患者聊天中,得知对方和自己是同种疾病,但对方做的是血液透析,心里有所疑问,随后询问护士:"到底是腹膜透析好呢?还是血液透析好呢?"

请结合情境分析:针对患者的疑问,护士该如何解释呢?

【实训任务】

(一)腹膜透析换液

1.操作流程 见图4-2。

素质要求

服装整洁
仪表符合要求
态度和蔼可亲

评估

核对患者信息
评估患者意识、心理状态与配合程度，评估腹透短管是否处于关闭状态

准备

患者准备：能够坐立的患者，端坐位于换液凳上；不能坐立的患者，取平卧位。戴口罩。取出身上短管确保短管处于关闭状态
环境准备：腹透治疗室环境、操作台、电子秤清洁，关闭门窗、空调、排风口，光线充足，温、湿度适宜
护士准备：洗手，戴口罩
用物准备：加温到接近37 ℃的腹透液（遵医嘱选取透析液浓度，如需加药，按医生医嘱将其加入腹透液中），碘液微型盖，管路夹子，腹膜透析记录单，称量工具，快速手消毒液等

连接

悬挂透析液袋
拉开新鲜腹透液接口拉环，取下短管上的碘液微型盖
旋转腹透液管路连接端口与短管末端迅速相连
旋拧管路连接端口与短管至完全密合

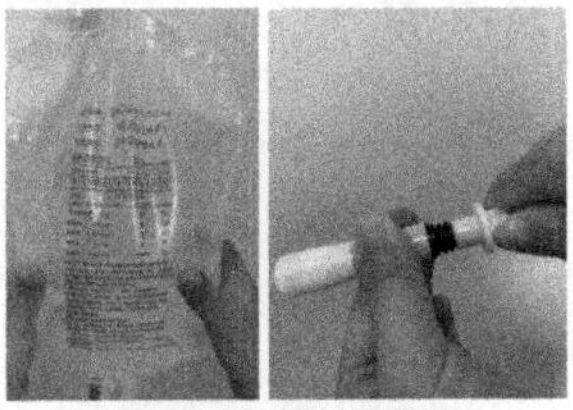

腹膜透析连接

引流

用管路夹子夹住入液管路
将透析液袋口的出口塞折断
将引流袋放于低位
将短管开关旋开一半，当感到阻力时停止引流，同时观察引流液是否混浊
引流完毕后关闭短管

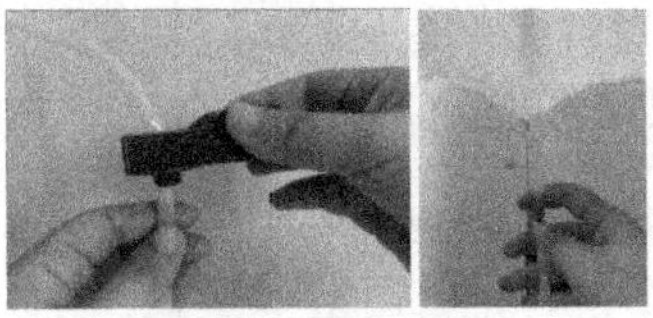

腹膜透析引流

冲洗

移开入液管路的管路夹子
使透析液流入引流袋
慢数到5 s后，再用管路夹子夹闭引流液管路

灌注

打开短管旋钮开关，使透析液灌注腹腔
灌注结束后关闭短管
用另一个管路夹子夹住入液管路

分离

撕开碘液微型盖的外包装（检查帽盖内海绵是否浸润碘液）
将短管朝下，将短管与腹透液管路连接端口分离，旋拧碘液微型盖与短管至完全密合

整理

称量透出液重量，并做好记录
协助患者整理腹透短管，并协助其离开腹膜透析治疗室。按规范处理用物
洗手、记录

图4-2　腹膜透析换液的操作流程

2. 评分标准 见表4-2。

表4-2 腹膜透析换液的评分标准

姓名____________ 学号______________ 监考人____________ 分数____________

项目总分	评分标准及细则	标准分	得分	备注
准备质量标准（10分）	素质要求：服装整洁，仪表符合要求，态度和蔼可亲	1		
	核实患者信息，评估患者意识、心理状态与配合程度，评估腹膜透析短管是否处于关闭状态	2		
	患者准备：能够坐立的患者，端坐位于换液凳上；不能坐立的患者，取平卧位。戴口罩。取出身上短管确保短管处于关闭状态。了解腹膜透析换液的目的、意义、方法及配合方法，做好准备	2		
	环境准备：腹透治疗室环境、操作台、电子秤清洁，关闭门窗、空调、排风口，光线充足，温、湿度适宜	2		
	护士准备：修剪指甲、洗手、戴口罩	1		
	用物准备：加温到接近37 ℃的腹膜透析液（遵医嘱选取透析液浓度，如需加药，按医生医嘱将其加入腹膜透析液中），碘液微型盖，管路夹子，腹膜透析记录单，称量工具，手消毒液等	2		
操作流程质量标准（60分）	1. 核对患者信息，解释操作目的、方法、注意事项及配合要点，协助患者取舒适体位	4		
	2. 核对医嘱，核对腹膜透析液浓度，撕开腹膜透析液外包装，检查拉环、管路、出口塞和腹膜透析液袋是否完整，称重，记录	6		
	3. 洗手，将腹膜透析液袋悬挂于换液架上，检查是否漏气，拉开新鲜腹膜透析液接口拉环，取下短管上的碘液微型盖，旋转腹膜透析液管路连接端口与短管末端迅速相连，旋拧管路连接端口与短管至完全密合	10		
	4. 用管路夹子夹住入液管路，将透析液袋口的出口塞折断，将引流袋放于低位，将短管开关旋开一半，同时观察引流液是否混浊	10		
	5. 待引流完毕后，洗手，关闭短管，移开入液管路的管路夹子，使透析液流入引流袋，慢数到5 s后，再用管路夹子夹闭引流液管路	10		
	6. 打开短管旋钮开关，使透析液灌注腹腔	5		
	7. 待灌注结束后，洗手，关闭短管，并用另一个管路夹子夹住入液管路，撕开碘液微型盖的外包装（检查帽盖内海绵是否浸润碘液），将短管朝下，将短管与腹膜透析液管路连接端口分离，旋拧碘液微型盖与短管至完全密合	10		
	8. 协助患者整理腹膜透析短管、衣物，询问需要，帮助其离开腹膜透析治疗室	5		

续表 4-2

项目总分	评分标准及细则	标准分	得分	备注
终末质量标准（10 分）	健康教育	2		
	按规范处理用物，称量透出液重量，在腹膜透析记录单上记录	2		
	洗手、摘口罩、记录护理记录单	2		
	程序正确，操作熟练，动作规范，手法轻柔，时间把握合理	2		
	解释合理，沟通恰当，体现人文关怀	2		
理论得分（20 分）	简述腹膜透析换液注意事项	10		
	简述如何检查腹膜透析液袋	10		
总分		100		

3. 指导患者内容

（1）指导患者勿穿紧身衣物。

（2）指导患者换液过程中切勿随意触摸管路与短管连接端。

（3）指导患者正确佩戴口罩，勿随意去掉口罩。

（4）指导患者勿在换液过程中随意走动。

（5）嘱咐患者换液过程中如有不适，及时告知护士。

4. 注意事项

（1）换液前规范洗手，操作过程中严格遵守无菌原则。

（2）换液室每天定时通风、消毒，地面用消毒液擦拭，保持环境清洁，操作台、电子秤擦拭干净。

（3）换液时关闭门窗、出风口、空调等。

（4）透析液应加热至 37 ℃，干性加热，不能将腹膜透析液浸泡在热水中加热。

（5）换液前认真检查腹膜透析液及其管路。

（6）如果透出液出现混浊、不透明，应保留透析液，以备检查化验。

（7）如果引流时间过长，超过 30 min 以上，及时报告医生处理。

（8）腹膜透析短管要定期更换，一般半年更换一次，如有裂缝、漏液等情况，及时就医。

（9）换液结束时，一定要旋紧腹膜透析短管开关。

（10）如果操作过程中发现腹膜透析液袋漏液，立即更换一袋新腹膜透析液，并利用腹膜透析液进行腹腔冲洗。

（11）碘液微型盖不得重复使用，使用时检查帽盖内海绵是否浸润碘液。

（二）腹膜透析早期出口处护理

1. 操作流程　见图4-3。

素质要求 → 服装整洁；仪表符合要求；态度和蔼可亲

评估 → 核对患者信息；评估患者的病情、意识状态、心理状态及配合程度，评估出口处有无出血、渗液等

操作前准备 →
患者准备：体位舒适。了解腹膜透析出口处护理的目的、方法及配合方法。戴口罩
环境准备：换药室、操作台环境清洁，关闭门窗、空调、出风口等，温、湿度适宜，光线充足
护士准备：着装规范，洗手，戴口罩
用物准备：换药包、治疗盘、无菌手套、无菌纱布、无菌棉签、胶布、不含乙醇的碘液、生理盐水、无菌伤口贴等

核对 → 核对医嘱信息；再次核对患者信息

操作流程 →
洗手，按无菌要求，打开换药包
取下伤口上的旧纱布，注意：如果纱布和伤口上的痂皮黏在一起，不可使劲拉扯，可以用无菌棉签蘸一些生理盐水浸润后，再取下纱布
沿隧道方向，轻轻挤压，查看是否有分泌物，仔细观察出口处的情况，进行评估
再次洗手、戴手套
用无菌纱布或棉签蘸碘液清洁出口处，注意：要以出口处外缘为圆心，由里向外环形擦洗2~3次，小心不要让碘液进到出口处和隧道里。等待30~60 s，自然晾干
生理盐水脱碘，同时用棉签蘸生理盐水清洁隧道出口处2~3次，同样方法清洁手术切口
轻柔地把无菌辅料（不要剪开）固定在腹膜透析导管周围及手术切口上(粘贴时腹膜透析导管微微弯曲一个弧度)，特别小心不要用力拉扯腹透管，贴好后用胶布蝶形固定

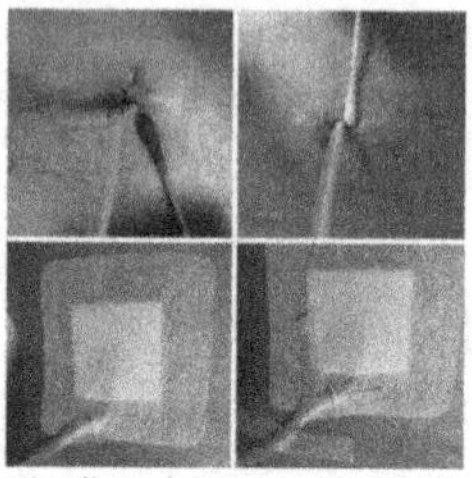

腹膜透析出口处护理

记录 → 记录出口处情况，换药结束；如果有异常情况，及时报告医生

整理 → 协助患者整理腹透短管、衣物，送回病房休息；按规范处理用物；洗手，记录

图4-3　腹膜透析早期出口处护理的操作流程

2. 评分标准　见表4-3。

表4-3　腹膜透析早期出口处护理的评分标准

姓名____________　学号____________　监考人____________　分数____________

项目总分	评分标准及细则	标准分	得分	备注
准备质量标准（10分）	素质要求：服装整洁，仪表符合要求，态度和蔼可亲	1		
	评估患者的病情、意识状态、心理状态及配合程度，评估出口处有无出血、渗液等	2		
	患者准备：体位舒适，戴口罩。了解腹膜透析出口处护理的目的、意义、方法及配合方法，做好准备	2		
	环境准备：换药室、操作台环境清洁，关闭门窗、空调、出风口等，温、湿度适宜，光线充足	2		
	护士准备：修剪指甲、洗手、戴口罩	1		
	用物准备：换药包、快速手消毒液、治疗盘、无菌手套、无菌纱布、无菌棉签、胶布、不含乙醇的碘液、生理盐水、无菌伤口贴等	2		
操作流程质量标准（60分）	1. 核对患者信息，向患者解释操作目的、方法、注意事项及配合要点	2		
	2. 协助患者取舒适体位，洗手	2		
	3. 按无菌要求，打开换药包	2		
	4. 取下伤口上的旧纱布，如果纱布和伤口上的痂皮粘在一起，不可使劲拉扯，可以用无菌棉签蘸一些生理盐水浸润后，再取下纱布	5		
	5. 手消毒	2		
	6. 沿隧道方向，轻轻挤压，查看是否有分泌物，仔细观察出口处的情况，再次进行评估	5		
	7. 再次洗手、戴手套	2		
	8. 用无菌纱布或棉签蘸碘伏清洁出口处，要以出口处外缘为圆心，由里向外环形擦洗 2 ~ 3 次，小心不要让碘伏进到隧道里面或者黏附在短管上，等待 30 ~ 60 s，自然晾干	10		
	9. 生理盐水脱碘，同时用棉签蘸生理盐水清洁隧道出口处 2 ~ 3 次	5		
	10. 同样方法清洁手术切口	10		
	11. 轻柔地把无菌辅料（不要剪开）固定在腹膜透析导管管周围及手术切口上（粘贴时将腹膜透析导管微微弯曲一个弧度），特别小心不要用力拉扯腹膜透析导管，贴好后用胶布蝶形固定	10		
	12. 脱手套，记录出口处情况，换药结束。如果有异常情况，及时报告医生	3		
	13. 协助患者整理腹膜透析短管、衣物，送回病房休息	2		

续表 4-3

项目总分	评分标准及细则	标准分	得分	备注
终末质量标准（10分）	健康教育	2		
	按规范处理用物	2		
	洗手、摘口罩、记录	2		
	程序正确，操作熟练，动作规范，手法轻柔，时间把握合理	2		
	解释合理，沟通恰当，体现人文关怀	2		
理论得分（20分）	简述腹膜透析出口处护理注意事项	10		
	简述如何进行腹膜透析出口处评估	10		
总分		100		

3. 指导患者内容

（1）指导患者勿穿紧身衣物。

（2）指导患者勿随意牵拉导管。

（3）指导患者勿在导管附近使用剪刀或锐器，避免损伤腹膜透析导管。

（4）指导患者术后 2 周内不洗澡，2 周后可在洗澡袋保护下淋浴，切忌盆浴。

（5）指导患者勿自行涂抹药膏于导管出口处。

（6）指导患者切勿用手抓导管出口处，以免牵拉导管。

4. 注意事项

（1）操作过程中严格遵守无菌原则。

（2）注意不要让消毒剂进入隧道里，避免损伤细胞，延长切口的愈合时间。

（3）操作中勿使用乙醇消毒。

（4）拆除纱布或者敷料时，勿牵拉导管外出口处。

（5）不可强行撕扯痂皮，可用无菌棉签蘸取生理盐水浸湿、泡软后，慢慢取下痂皮。

（6）导管必须要用胶布固定好，避免牵拉损伤。

（7）如果伤口出现渗液、损伤、感染或出血，立即报告医生处理。

（8）早期出口处护理一定要使用无菌敷料覆盖出口处。

（9）手术后 1 周开始常规腹膜透析出口处护理，淋浴后、出汗较多、外出口损伤、敷料不洁时，应立即处理。

（10）若外出口感染时，应加强换药，每日 2 次。并留取分泌物培养，遵医嘱使用抗生素及外用药物。

【测一测】

1. 尿毒症患者最早出现的症状是(　　)

A. 厌食、恶心　　B. 咳嗽、胸痛　　C. 血压升高

D. 皮肤黏膜出血　　E. 嗜睡、定向力障碍

2. 患者,男性,55 岁。近 1 个月来厌食,皮肤瘙痒。查尿蛋白(+++),血肌酐 820 μmol/L,诊断为慢性肾衰竭尿毒症期。以下护士对其皮肤瘙痒的护理措施不正确的是(　　)

A. 换内衣　　B. 用温水擦洗皮肤　　C. 洗澡后涂抹润肤霜

D. 按摩身体受压部位　　E. 用肥皂彻底清洗皮肤

3. 患者,女性,60 岁。以慢性肾衰竭入院治疗。因存在中度酸中毒,给予 5% 碳酸氢钠纠酸,却出现了手足抽搐。处理措施应是(　　)

A. 立即静脉补钙　　B. 加快纠酸速度　　C. 立即注射地西泮

D. 立即停止纠正酸中毒　　E. 一过性手足抽搐,无须处理

4. 患者,女性,33 岁。以"慢性肾小球肾炎"收入院,入院后医生建议给予患者优质低蛋白、低磷饮食治疗。此治疗饮食的目的是(　　)

A. 减轻肾性水肿　　B. 控制高磷血症　　C. 预防低钾血症

D. 降低肾性高血压　　E. 延缓肾小球硬化和肾功能减退

5. 患者,女性,50 岁。确诊慢性肾衰竭半年尚未开始透析治疗,近来每日尿量 600 mL 左右,双下肢明显水肿,血红蛋白 65 g/L,血肌酐 445 μmol/L,血钾 5.2 mmol/L,血钙 1.7 mmol/L,血磷 3.1 mmol/L。关于饮食中蛋白质和热量的摄入原则,下列正确的是(　　)

A. 优质高蛋白,高热量　　B. 优质高蛋白,低热量　　C. 优质低蛋白,高热量

D. 优质低蛋白,低热量　　E. 优质正常量蛋白,高热量

6. 患者,男性,59 岁。高血压病 20 年。近来出现食欲减退、腹胀、尿量减少,视诊贫血貌,诊为慢性肾衰竭。治疗该患者肾性贫血疗效最为显著的是(　　)

A. 补铁　　B. 补充叶酸　　C. 补充雄性激素

D. 小量多次输血　　E. 注射促红细胞生成素(EPO)

(张珊珊　赵丽萍)

第五部分

血液系统疾病患者的护理

实训一 再生障碍性贫血患者护理技能

【案例导入】

王某，男性，53 岁，工人。以"面色苍白、头晕、乏力 3 个月，加重伴心悸、皮肤黏膜出血 2 d"为主诉就诊。3 个月前家人发现其面色变白，无明显原因逐渐出现头晕、乏力，活动后加重，未到医院检查。2 d 前病情加重伴心悸，刷牙时牙龈出血，下肢皮肤有出血点，遂入院治疗。发病以来，饮食好，睡眠及大小便正常，无酱油色尿，体重无明显变化。既往有高血压病史 6 年，常规体检时发现血压最高达 150/100 mmHg，一直服用硝苯地平控释片治疗。否认有糖尿病和肝、肾疾病病史，无放射线和毒物接触史，无食物和药物过敏史，无外伤和手术史，无烟酒嗜好。母亲患有高血压。

体格检查：T 36.5 ℃，P 106 次/min，R 20 次/min，BP 130/85 mmHg。贫血貌，双下肢皮肤可见出血点，浅表淋巴结未触及肿大，睑结膜苍白，巩膜无黄染，口唇苍白。甲状腺无肿大，胸骨无压痛，双肺无异常，心界不大，心率 106 次/min，律齐。腹平软，肝、脾肋下未触及。双下肢无水肿。

辅助检查：血常规示 Hb 57 g/L，RBC 1.9×10^{12}/L，MCV 86 fl，MCH 32 pg，MCHC 35%，WBC 3.0×10^{9}/L，N 30%，L 65%，M 5%，PLT 30×10^{9}/L，网织红细胞（Ret）0.001；粪常规和隐血试验（-）；尿常规（-）；血清铁蛋 320 μg/L，血清铁 50 μmol/L，总铁结合力 40 μmol/L；骨髓穿刺涂片示骨髓组织增生低下，红系增生低下，淋巴细胞比值增高，浆细胞比值相对增高。

医疗诊断：①再生障碍性贫血；②高血压 2 级，中危。

【实训目的】

1. 能应用临床思维的方法对再生障碍性贫血患者进行护理评估，分析病情。
2. 正确指导患者药物的使用。
3. 熟悉再生障碍性贫血患者的护理流程。
4. 熟练掌握口腔护理的方法。
5. 具备爱伤观念，做好人文关怀。

【案例讨论】

1. 请根据患者病情，提出至少 3 个主要护理诊断/问题，并制订护理措施。
2. 请模拟以下情境并分析问题。

情境一：患者由家人搀扶，步入血液科病房。1 h 后，患者如厕时，因排便困难反复用力，突然间出现头晕脑胀，右侧肢体活动不能。想开口喊老伴一声，却发现说话有些不清楚，甚至无法表达，随即出现口角歪斜、流涎、小便失禁，伴有明显的头晕、头痛、恶心。随后扑通一声倒地。老伴听到响声立刻呼叫护士。搬动患者至床上时,患者突然出现躁动不安,两侧瞳孔不等大、不等圆,且呼吸忽快忽慢,血压波动较大。

请结合情境分析:

(1)患者发生了什么问题? 如何分工协作进行抢救处理?

(2)此时护士应重点观察患者哪些病情要点?

情境二:经过抢救,患者病情好转。在当班护士为患者进行护理体检时,发现患者右颊部有一约0.5 cm×0.5 cm 大小的口腔溃疡,牙龈有渗血。

请结合情境分析:

(1)为有效预防感染,首要的护理措施是什么?

(2)患者牙龈渗血的原因最可能是什么?

情境三:经过一段时间的治疗和精心护理,患者情况好转,准备出院。为保障其顺利安全出院,责任护士小李负责患者的出院健康宣教。

请结合情境分析:

(1)患者出院后的注意事项有哪些?

(2)用药指导的内容有哪些?

【实训任务】

口腔护理。

1. 操作流程　见图5-1。

素质要求

服装、鞋帽整洁
仪表大方，举止端庄
态度和蔼可亲

评估

核对患者信息
评价患者意识、病情、进食时间、合作程度；口唇、口腔黏膜、牙龈、舌苔有无异常；口腔有无异味；评估牙齿有无松动及有无活动义齿
昏迷患者应评估意识障碍程度，吞咽、咳嗽功能，呼吸音、痰鸣音，判断呼吸道有无痰液潴留

操作前准备

患者准备：取舒适卧位，头偏向一侧，面向护士。如有活动义齿，取下放入冷水中
环境准备：温度适宜，环境整洁，光线充足
护士准备：着装规范，无长指甲，洗手、戴口罩
用物准备：无菌口腔护理包（弯盘、干棉球、压舌板、弯血管钳、镊子、治疗巾）、漱口液、棉签、纱布、吸管、无菌石蜡油、手电筒等，必要时备开口器

放置用物

携用物至患者床旁，核对患者信息，向患者和（或）家属解释口腔护理的目的、方法、注意事项及配合要点，取得患者配合，协助患者取舒适卧位，头偏向一侧，面向护士
在患者颌下垫治疗巾，用物置于方便易取处
打开无菌包，戴手套，弯盘置于患者口角旁
倒漱口液于治疗碗内，将棉球浸湿，拧干至不滴水，清点棉球数量

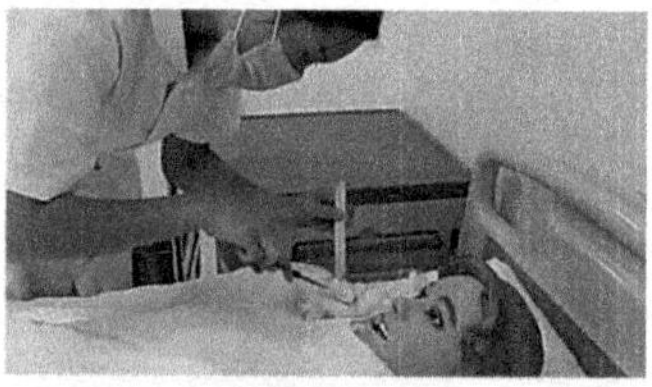

放置用物

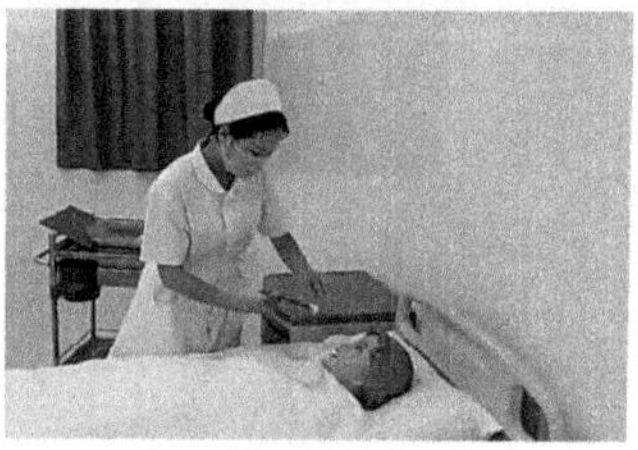

拧干棉球

实施

漱口：湿润口唇，协助患者用吸水管吸温开水
评估：嘱患者张口，护士一只手用压舌板撑开面颊部，另一只手用手电筒检查口腔有无出血、溃疡等。
按顺序擦洗口腔
擦洗过程中观察患者反应。擦洗完毕，再次清点棉球数
再次漱口，撤去弯盘
再次评估口腔

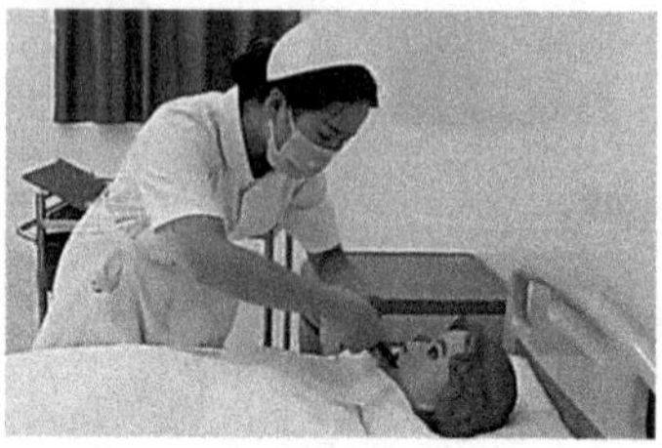

擦洗

观察记录

擦洗完毕，观察患者口腔黏膜有无破损
整理床单位，垃圾分类处理，洗手
洗手并记录口腔异味、溃疡等情况

图 5-1　口腔护理的操作流程

2. 评分标准 见表5-1。

表5-1 口腔护理的评分标准

姓名________ 学号________ 监考人________ 分数________

项目总分	评分标准及细则	标准分	得分	备注
准备质量标准(10分)	素质要求:着装整洁规范,仪表端庄大方,态度和蔼可亲	2		
	评估:患者的年龄、病情、意识、治疗情况、心理状态及配合程度、口腔情况等	2		
	患者准备:协助患者取舒适卧位	1		
	环境准备:安静、整洁,光线充足	1		
	护士准备:衣帽整齐、规范洗手、戴口罩	1		
	用物准备:治疗车、清洁治疗盘、无菌口腔护理包、生理盐水、压舌板、棉签、无菌石蜡油、治疗巾(或毛巾)、手电筒、一次性水杯、吸管,必要时备开口器,根据医嘱备药	3		
操作流程质量标准(60分)	1. 备齐用物,携至床旁,查对治疗护理项目执行单和腕带(床号、姓名、性别、住院号),问候患者,并向患者解释口腔护理的目的,取得合作	3		
	2. 协助患者取舒适体位,头偏向一侧,面向护士	2		
	3. 手消毒,取治疗巾(或毛巾)围于患者颌下,或垫于枕上,弯盘置于口角旁	5		
	4. 清点棉球数,用生理盐水棉球湿润口唇,观察口腔黏膜情况(有无出血、溃疡等),有活动义齿者取下并刷洗干净(少一项扣2分)	5		
	5. 如为清醒患者,协助其漱口(未做不得分)	5		
	6. 用生理盐水棉球擦拭口唇,嘱患者轻轻咬合上下齿,用压舌板轻轻分开两侧颊部,用止血钳夹盐水棉球由内向外,纵向擦洗牙齿外侧面(少一项扣4分,方法不对扣2分)	5		
	7. 嘱患者张口或用压舌板撑开上下齿按纵向擦洗左上内侧面、左上咬合面、左下内侧面、左下咬合面,以弧形擦洗左侧颊部黏膜,每擦一个部位更换一个棉球(少一个部位扣3分,擦洗不干净酌情扣分)	5		
	8. 同法擦洗右侧(少一个部位扣3分,擦洗不干净酌情扣分)	5		
	9. 擦洗舌面及硬腭;清点棉球数(少一项扣2分)	5		
	10. 协助清醒患者漱口,用纱布擦净口唇及口周(未做不得分)	5		
	11. 再次观察口腔,口唇干裂者涂石蜡油,有溃疡面者按医嘱涂擦药物(未做不得分)	5		
	12. 撤去治疗巾(或毛巾)、弯盘,协助患者取舒适卧位(少一项扣1分)	5		
	13. 整理用物及床单位,一次性使用物品置入医用垃圾袋内(未做不得分)	3		
	14. 规范洗手,记录(少一项扣0.5分)	2		

续表 5-1

项目总分	评分标准及细则	标准分	得分	备注
终末质量标准(10 分)	动作轻柔,棉球湿度适宜,防止因水分过多造成误吸,勿过深以免触及患者咽部引起恶心(不符合要求不得分)	5		
	处理用物、洗手	2		
	记录	1		
	操作时无清洁、污染物品交叉现象	2		
理论得分(20 分)	简述口腔护理的操作步骤	10		
	简述为昏迷患者口腔护理的注意事项	10		
总分		100		

3. 指导患者内容

(1)有活动义齿者取下并刷洗干净。

(2)每日餐后及时进行刷牙,睡觉前彻底清洁口腔后不再进食。

(3)选用质地柔软的牙刷,采取正确的刷牙方式刷牙。

(4)可以使用牙线、牙间隙刷、牙签等辅助工具,减少食物软垢和牙菌斑的附着。

(5)不能吃过硬的食物。

4. 注意事项

(1)操作应轻柔,金属钳端可用棉球包裹,避免钳端直接触碰牙齿、损伤黏膜及牙龈,对凝血功能差、放射治疗的患者应特别注意。

(2)擦洗时须用止血钳夹紧棉球,每次 1 个,防止棉球遗留在口腔内,操作前后仔细清点棉球数量。使用开口器时,将前端用双层纱布包裹闭合,从患者臼齿处放入后固定,缓慢打开开口器,取出时将前端闭合取出。操作中勿打湿患者衣被,勿使患者呛咳。昏迷患者应注意棉球的干湿度,禁止漱口。

(3)操作过程中注意观察患者反应和病情变化。

(4)对于长期应用抗生素者,应注意观察口腔黏膜有无真菌感染。

【测一测】

1. 提示再生障碍性贫血患者存在重症出血风险的是(　　)

A. 鼻出血增多　　B. 皮肤紫癜增加　　C. 牙龈出血加重

D. 注射部位出现血肿　　E. 口腔黏膜非人为性血疱形成

2. 以下指标中提示为重型再生障碍性贫血<u>**不正确**</u>的是(　　)

A. 贫血　　B. 出血　　C. 继发感染

D. 中性粒细胞 $<0.5\times10^9/L$　　E. 血小板计数 $<50\times10^9/L$

3. 重型再生障碍性贫血最突出的表现是(　　)

A. 贫血　　B. 脾大　　C. 肝大

D. 浸润　　E. 感染与出血

4. 导致再生障碍性贫血最常见的因素是(　　)

A. 遗传因素　　B. 肝炎病毒　　C. 放射性物质

D. 药物及化学物质　　E. 系统性红斑狼疮

5. 再生障碍性贫血的临床表现**不包括**(　　)

A. 感染　　B. 肝、脾大　　C. 内脏出血

D. 进行性贫血　　E. 皮下紫癜及牙龈出血

6. 患者,女性,32 岁。四肢皮肤散在瘀点、瘀斑,右颊部可见一约 1.5 cm×0.5 cm 的口腔溃疡,牙龈渗血,口腔黏膜未见血疱形成,咽无充血,双扁桃体无肿大,双肺未闻及干、湿啰音。为了有效预防感染,目前该患者的首要护理措施是(　　)

A. 加强营养　　B. 加强口腔护理　　C. 定期进行会阴冲洗

D. 避免到人群聚集的地方　　E. 保持皮肤的干燥与清洁

7. 口腔护理的目的**不包括**(　　)

A. 预防口腔感染　　B. 消除口臭、口垢　　C. 观察口腔黏膜和舌苔

D. 清除口腔内全部细菌　　E. 保持口腔清洁 、舒适

8. 为昏迷患者进行口腔护理时,**无须**准备的用物是(　　)

A. 棉球　　B. 吸水管　　C. 张口器

D. 血管钳　　E. 手电筒

9. 用 1% ~4% 碳酸氢钠溶液漱口的作用是(　　)

A. 防腐防臭　　B. 抑菌除臭　　C. 广谱抗菌

D. 预防感染　　E. 抑制真菌生长

10. 对长期应用抗生素的患者,观察口腔应特别注意(　　)

A. 有无口臭　　B. 有无牙结石　　C. 口唇是否干裂

D. 牙龈有无出血　　E. 有无真菌感染

实训二

白血病患者护理技能

【案例导入】

李某,男性,26岁。以"头晕、皮肤紫癜1个月,发热、咳嗽、牙龈出血1周"为主诉入院。1个月前患者无明显诱因出现全身散在皮肤紫癜,伴头晕、乏力,未曾就医。1周前出现畏寒、发热,体温39 ℃左右,伴咳嗽,咳白色痰,量不多。牙龈出血,两下肢紫癜较前增多,无骨、关节疼痛。

体格检查:T 39.4 ℃,P 120次/min,R 22次/min,BP 120/76 mmHg。重度贫血貌,两侧颌下、颈部、腋下、腹股沟可触及黄豆至花生米大小淋巴结,质软,无触痛。咽部轻度充血,牙龈肿胀、渗血,扁桃体不大,软腭弓处可见数个针尖大小出血点。胸骨下段有压痛。心率120次/min,律齐,心尖部可闻及Ⅱ级收缩期吹风样杂音,右下肺可闻及少许湿啰音。腹平软,肝肋下2 cm,质中,无触痛。脾肋下3 cm,质中,边缘钝。躯干及四肢有较多瘀点,以两下肢最密集,部分融合成片。

辅助检查:血常规示RBC 2.2×10^{12}/L,Hb 56 g/L,WBC 26×10^{9}/L,分类见原始粒细胞70%,血小板50×10^{9}/L,网织红细胞0.001。尿常规(-)。胸片示右下肺小斑片状阴影。

医疗诊断:急性白血病。

【实训目的】

1. 能运用整体护理观念,对白血病患者进行护理评估并制订护理计划。
2. 能综合运用抽吸药液、静脉穿刺、静脉注射等基础护理操作。
3. 能做好骨髓穿刺术的术前准备及术后护理。
4. 能预见白血病的潜在并发症,具备观察和及时处理并发症的能力。
5. 熟练掌握手卫生的方法。
6. 能与急性白血病患者进行有效沟通,实施人文关怀。

【案例讨论】

1. 请根据患者病情,提出至少3个主要护理诊断/问题,并制订护理措施。
2. 请模拟以下情境并分析问题。

情境一:经过完整的问诊、身体评估,结合实验室检查结果,初步诊断患者为急性白血病。为进一步明确白血病类型,医生给予"骨髓穿刺术"医嘱。

请结合情境分析:

(1)骨髓穿刺术的适应证有哪些?最常用的穿刺部位在哪里?

(2)如何配合医生进行术前准备和术后护理?

(3)如何进行团队协作,配合医生进行骨髓穿刺术,充分发挥每位成员的能力?

情境二:骨髓检查结果显示有核细胞增生活跃,幼稚细胞占80%,粒红比为1∶1.67,粒系分叶核比例略低,余各阶段比例大致正常。红系晚幼阶段比例增高,余各阶段细胞比例大致正常,确诊为急性粒细胞白血病。根据医嘱对患者进行安全护理,同时输注化疗药物,化疗药物使用方案为DA方案。

请结合情境分析:

(1)该方案中的化疗药物不良反应有哪些?

(2)输注上述药物时应重点观察什么?

情境三:输注化疗药物过程中,护士小李正在巡视病房,患者告知其输注液体侧手臂疼痛,局部出现皮肤肿胀、发热,疼痛感明显。

请结合情境分析:

(1)患者发生了什么?

(2)应如何进行紧急处理?

【实训任务】

手卫生。

1. 操作流程　见图5-2。

素质要求 → 服装整洁；仪表符合要求；态度和蔼可亲

评估 → 洗手设施是否完好；检查用物是否合格；洗手液是否在有效期内

操作前准备 → 环境准备：宽敞、明亮
护士准备：着装规范，无长指甲，未佩戴饰物，必要时需卷袖过肘
用物准备：流动水洗手设施、洗手液、流动水、一次性纸巾或自动干手机、污物容器等

实施 →
湿润双手，取适量洗手液于一手掌心，双手均匀涂抹至整个手部
掌心相对，手指并拢，相互揉搓
手心对手背，沿指缝相互揉搓，左右手交替进行
掌心相对，双手交叉指缝，相互揉搓
弯曲手指，一只手揉搓另一只手关节面，充分旋转揉搓，左右手交替进行
一只手握住另一只手大拇指旋转揉搓，交换进行
将五个手指尖并拢放在另一只手掌心旋转揉搓，交换进行
一只手四指并拢，揉搓另一只手腕
每一步骤至少进行 15 s，充分洗清双手每一面及指缝等处
一次性纸巾擦干或感应式干手机吹 15~30 s，取适量护手液护肤（备用）

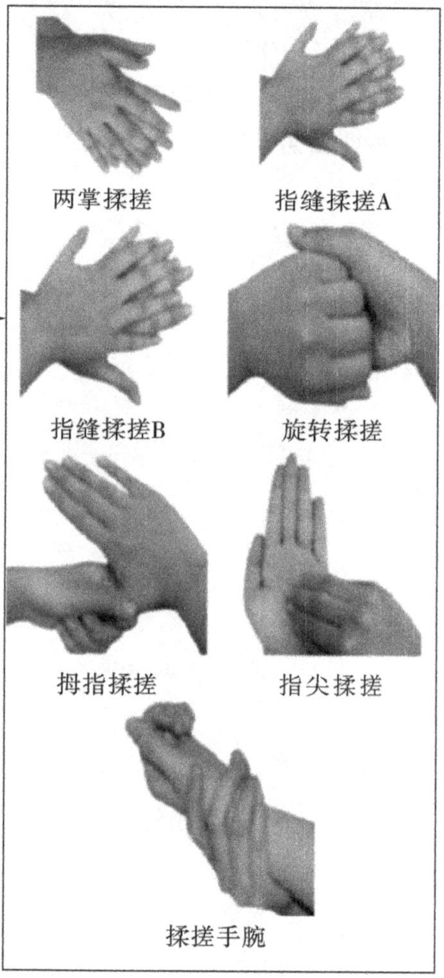

整理 → 分类处理垃圾

图 5-2　手卫生的操作流程

2. 评分标准　见表5-2。

表5-2　手卫生操作评分标准

姓名__________　学号__________　监考人__________　分数__________

项目总分	评分标准及细则	标准分	得分	备注
准备质量标准(10分)	素质要求:服装整洁,仪表端庄,态度和蔼可亲	3		
	评估:双手皮肤及指甲情况,评估手部的污染程度和污染范围	3		
	环境准备:安全、安静、宽敞,光线充足	1		
	护士准备:洗手前取下手表、首饰,卷袖过肘(必要时)	1		
	用物准备:洗手液、流动水、一次性纸巾、污物容器。外科手消毒时备刷手液、无菌手刷、无菌巾等	2		
操作流程质量标准(60分)	1. 一般洗手: (1)洗手前取下手表,必要时将衣袖卷过肘	2		
	(2)打开水龙头,充分淋湿双手	2		
	(3) 取适量洗手液于掌心	1		
	第一步:掌心相对,手指并拢,相互揉搓	5		
	第二步:手心对手背,指缝相互揉搓,双手交换进行	5		
	第三步:掌心相对,双手交叉,指缝相互揉搓	5		
	第四步:弯曲手指,使关节在另一手掌心旋转揉搓	5		
	第五步:右手握住左手大拇指旋转揉搓,双手交换	5		
	第六步:指尖并拢放在另一手掌心旋转揉搓	5		
	第七步:揉搓腕部,左右交替进行(腕上10 cm)	5		
	(4)在流动水下彻底冲洗干净双手	2		
	(5)正确关闭水龙头	2		
	(6)用一次性纸巾擦手	1		
	2. 外科手消毒: (1)按一般洗手法洗手	10		
	(2)如需刷手,应刷洗3遍,时间不少于5 min	2		
	(3)手消毒后,将双手悬空举在胸前	3		
终末质量标准(10分)	健康教育	5		
	处理用物、洗手	2		
	记录	1		
	熟练程度:动作轻柔、稳重、准确,在规定时间内完成	2		
理论得分(20分)	简述洗手的注意事项	10		
	简述洗手和刷手的时间	10		
总分		100		

3. 注意事项

(1)洗手的5个时刻:①接触患者前。②接触患者后。③进行无菌操作前。④接触患者的血液、体液、分泌物后。⑤接触患者周围环境后。

(2)洗手与手消毒的原则:①当手部有血液或其他体液等肉眼可见的污染时,应用皂液和流动水洗手。②手部没有肉眼可见污染时,可以使用速干手消毒剂代替洗手液洗手。

(3)操作前应检查速干手消毒剂或洗手液是否在有效期内。如果操作者手部皮肤受损应注意包扎。

【测一测】

1. 正确的卫生洗手法**不包括**(　　)
   A. 取皂液于手上　B. 身体勿近水池
   C. 由指尖向腕,流水冲洗　D. 注意指尖、指缝、指关节、拇指处
   E. 双手指尖朝下,低于手腕充分搓洗10~15 s
2. 骨髓涂片需抽取骨髓液的量为(　　)
   A. 0.2 mL　B. 0.5 mL　C. 1 mL
   D. 2 mL　E. 5 mL
3. 患者,男性,37岁。以“急性白血病”入院化疗。化疗后第7天复查血常规,血小板计数为 $15\times10^9/L$。护士对患者进行病情观察的重点是(　　)
   A. 有无发热　B. 有无出血　C. 有无口腔溃疡
   D. 有无尿量减少　E. 有无皮肤黏膜苍白
4. 慢性髓系白血病最突出的体征是(　　)
   A. 肝大　B. 脾大　C. 淋巴结肿大
   D. 扁桃体肿大　E. 胸骨下段压痛
5. 行髂后上棘骨髓穿刺术,应选择的体位是(　　)
   A. 仰卧位　B. 侧卧位　C. 坐位
   D. 中凹位　E. 头低脚高位
6. 为白血病患者进行口腔护理操作应特别注意(　　)
   A. 取下活动义齿　B. 棉球不可过湿　C. 溃疡处涂龙胆紫
   D. 擦拭时勿触及咽部　E. 动作轻稳勿伤黏膜
7. 与白血病发病无关的因素是(　　)
   A. 化学因素　B. 病毒因素　C. 物理因素
   D. 遗传因素　E. 免疫功能亢进
8. 某急性白血病患者化疗期间发生尿酸性结石梗阻尿路时,直接观察到的征象是(　　)
   A. 酱油色尿　B. 金黄色尿　C. 少尿或无尿
   D. 大量蛋白尿　E. 大量混浊尿
9. 急性白血病引起贫血最主要的原因是(　　)
   A. 出血　B. 造血原料缺乏　C. 红细胞寿命缩短

D. 红细胞成熟受干扰　　　　E. 无效性红细胞生成

10. 白血病细胞浸润可致骨痛,临床上最常见的是(　　)

A. 颅骨压痛　　　　B. 肋骨压痛　　　　C. 胸骨压痛

D. 上肢骨疼痛　　　　E. 下肢骨疼痛

(黄建新)

第六部分

内分泌与风湿免疫系统疾病患者的护理

实训一

糖尿病患者护理技能

【案例导入】

患者女,51 岁,已婚,职业工人。以“发现血糖升高 11 年,左足端麻木半年,双下肢水肿、双眼视物模糊10 余天”为主诉入院。11 年前体检发现空腹静脉血糖升高,具体不详。后出现体重下降,无口渴、多饮、多尿、多食等症状。半年前出现左足端麻木。10 余天前出现双下肢水肿、双眼视物模糊。1 周前,患者在某医院查空腹血糖6.72 mmol/L,血脂异常,尿糖(+),为求进一步诊治来院治疗。

体格检查:T 36.2 ℃,P 84 次/min,R 20 次/min,BP 114/81 mmHg,身高 178 cm,体重 80 kg。神志清,精神可。呼吸音清,心律齐。腹软,肝脾未触及。双下肢凹陷性水肿,双足背动脉搏动减弱。四肢肌力 5 级,肌张力正常。双侧膝腱反射存在,巴宾斯基(Babinski)征、奥本海姆(Oppenheim)征、查多克(Chaddock)征、戈登(Gordon)征未引出,克尼格(Kernig)征、布鲁津斯基(Brudzinski)征阴性。

辅助检查:随机血糖 20.3 mmol/L,糖化血红蛋白 8%。甘油三酯 4.12 mmol/L、总胆固醇 6.22 mmol/L、高密度脂蛋白 1.88 mmol/L。尿常规尿蛋白(+++)、尿糖(+)。肝脾胆胰、双肾 B 超无异常。

医疗诊断:①2 型糖尿病;②糖尿病周围神经病变;③糖尿病肾病。

【实训目的】

1. 能应用临床思维的方法对糖尿病患者进行护理评估,分析病情。
2. 熟练掌握瞬感血糖监测操作技术。
3. 熟练掌握胰岛素注射技术。
4. 能根据患者全天血糖波动趋势,制订理想的、个体化的护理方案。
5. 能对糖尿病患者进行知识宣教。

【案例讨论】

1. 请根据患者病情,提出至少 3 个主要护理诊断/问题,并制订护理措施。
2. 请模拟以下情境并分析问题。

情境一:患者近 3 d 来血糖波动在 3.1 ~ 19.8 mmol/L,并频繁出现低血糖,为了解其血糖波动趋势,制订最佳治疗方案,遵医嘱应用瞬感血糖监测术。

请结合情境分析:

(1)该患者病情观察重点是什么?

(2)指导患者瞬感血糖监测术的注意事项有哪些?

情境二:患者病情好转即将出院,遵医嘱应用胰岛素继续治疗。

请结合情境分析：

(1)如何选择胰岛素注射部位及注意事项?

(2)胰岛素注射的常见问题及预防措施有哪些?

【实训任务】

(一)瞬感血糖监测术。

1.操作流程　见图6-1。

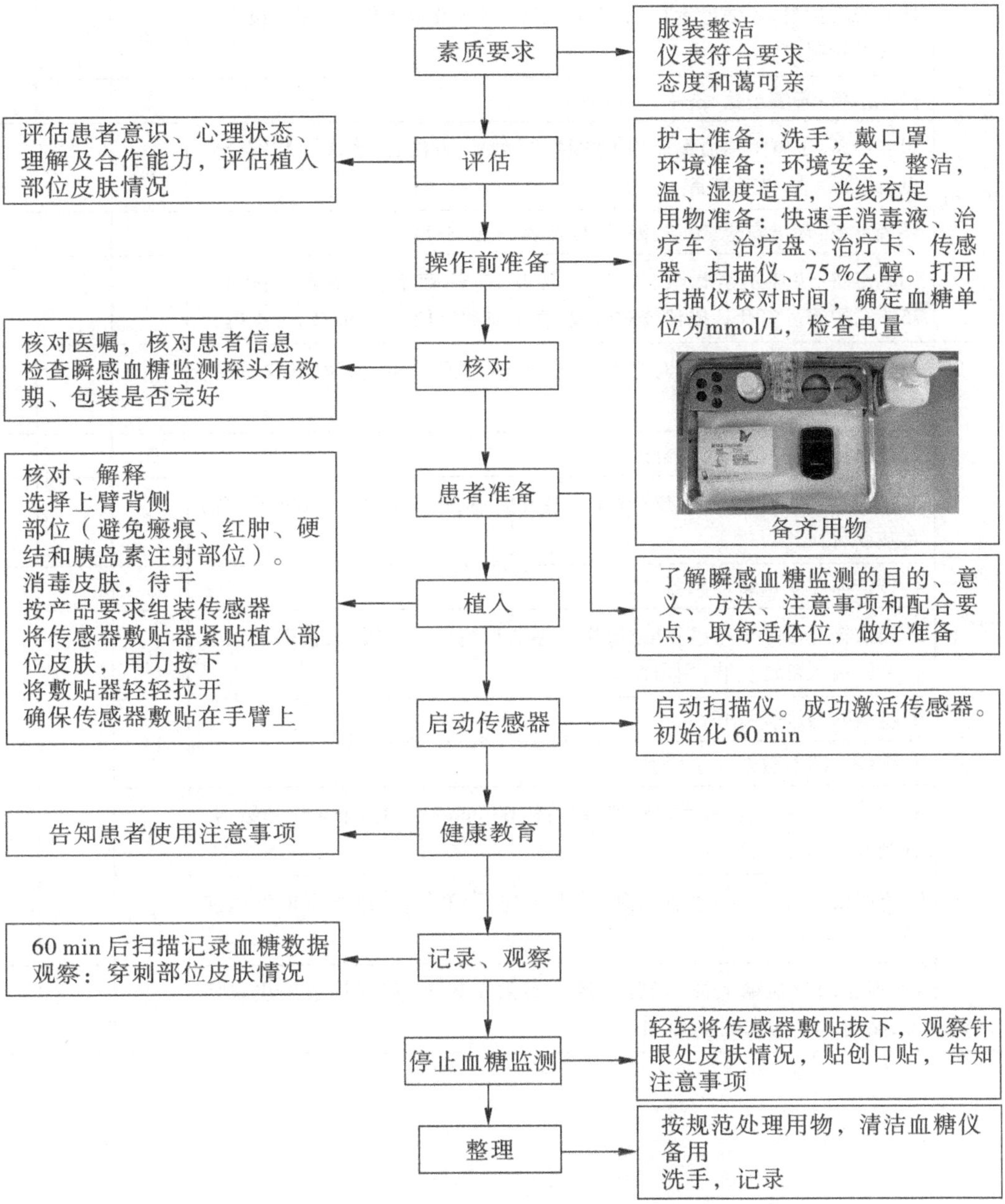

图6-1　瞬感血糖监测术的操作流程

2. 评分标准　见表6-1。

表6-1　瞬感血糖监测术的评分标准

姓名＿＿＿＿＿　学号＿＿＿＿＿　监考人＿＿＿＿＿　分数＿＿＿＿＿

项目总分	评分标准及细则	标准分	得分	备注
准备质量标准(10分)	服装整洁,仪表符合要求,态度和蔼可亲	1		
	核对患者信息,评估患者意识、心理状态、理解及合作能力,评估植入部位皮肤情况	2		
	护士准备:着装规范,洗手,戴口罩	1		
	患者准备:了解瞬感血糖监测术的目的、意义、方法、注意事项和配合要点,体位舒适,做好准备	2		
	环境准备:环境安全,整洁,温、湿度适宜,光线充足	2		
	用物准备:快速手消毒液、治疗车、治疗盘、治疗卡、传感器、扫描仪、75%乙醇等。打开扫描仪校对时间,确定血糖单位为mmol/L,检查电量	2		
操作流程质量标准(60分)	1. 携用物至患者床旁,核对患者信息,解释,说明目的、方法、意义,取得患者配合	5		
	2. 根据选择植入部位,取舒适体位	5		
	3. 手消毒,评估植入部位皮肤情况,避开瘢痕、感染等区域,75%乙醇消毒皮肤,待干	5		
	4. 按产品要求组装传感器	5		
	5. 再次核对治疗卡与患者信息,将传感器从组件包中提起,传感器敷贴器紧贴植入部位皮肤,用力按下	10		
	6. 将敷贴器轻轻打开	5		
	7. 确保传感器敷帖在手臂上	5		
	8. 启动扫描仪,成功激活传感器,初始化60 min后,扫描记录血糖数据。并观察穿刺点皮肤情况	10		
	9. 再次核对治疗卡与患者信息,整理衣物、床单位,协助患者取舒适体位,告知注意事项	5		
	10. 停止瞬感血糖监测:轻轻将传感器敷贴拔下,观察针眼处皮肤情况,贴创口贴,告知注意事项	5		

续表 6-1

项目总分	评分标准及细则	标准分	得分	备注
终末质量标准(10分)	健康教育	2		
	按规范处理用物,清洁瞬感血糖监测仪并放回原处备用	2		
	洗手,记录	2		
	程序正确,操作熟练,动作规范,手法轻柔,时间把握合理	2		
	解释合理,沟通恰当,体现人文关怀	2		
理论得分(20分)	简述瞬感血糖监测操作的主要事项	10		
	简述低血糖患者的处理流程	10		
总分		100		

备注:因产品之间存在差异,具体操作以产品说明书为准。

3. 指导患者内容

(1)佩戴期间禁止进入核磁共振区域,但做 CT、X 射线检查,过安检等不受影响。

(2)传感器具有一定的防水功能。佩戴期间可以淋浴,不可泡澡;洗澡时如使用香皂、沐浴露、沐浴油等需避开传感器及周边;佩戴期间可以游泳,但水深不能超过 1 m,在水中时间不可超过 30 min,水温控制在 10 ~ 45 ℃。

(3)保持佩戴部位清洁、干燥。

(4)佩戴期间如对血糖有疑问,可与指尖血及静脉血测得血糖值进行比对。

4. 注意事项

(1)传感器佩戴在上臂后侧,避开瘢痕、感染、肌肉组织。

(2)瞬感血糖监测系统由一个白色传感器和黑色扫描仪组成,传感器的工作时间最多为 14 d。

(3)佩戴之前及佩戴期间注意传感器粘贴部位及周边不要使用任何护肤品。

(4)扫描仪不防水,使用期间不可接触水。

(5)佩戴期间请避免用力撞击传感器或用手拨弄传感器。

(6)佩戴期间需要扫描时仅扫描传感器记录结果,每两次扫描间隔不能超过 8 h,以免丢失检测数据。

(7)胰岛素注射时患者请在距离传感器半径 2.5 cm 以外部位注射。

(8)反复佩戴传感器时应注意植入部位的轮换,以防皮肤过敏。

(9)传感器建议安装部位为双臂上侧,不建议在其他部位安装。

(二)胰岛素笔注射技术

1. 操作流程　见图6-2。

素质要求 →
服装整洁
仪表符合要求
态度和蔼可亲

评估 →
核对患者信息
评估患者的血糖情况、意识、肢体活动度、对用药的认知及合作程度
评估患者注射部位皮肤状况
评估患者病情、治疗情况、用药史、过敏史、是否按时进餐

操作前准备 →
环境准备：环境安全，整洁，温、湿度适宜，光线充足
护士准备：着装规范，洗手，戴口罩
用物准备：快速手消毒液、治疗盘、弯盘、治疗卡、棉签、75%乙醇、胰岛素笔、注射针头、胰岛素等

核对 →
安装胰岛素笔：核对医嘱，取下胰岛素笔帽，检查胰岛素笔芯外观有无异常，胰岛素剂型、有效期；若从冰箱拿出，需提前30 min取出，室温下回暖，将胰岛素笔芯装入胰岛素笔中，旋紧

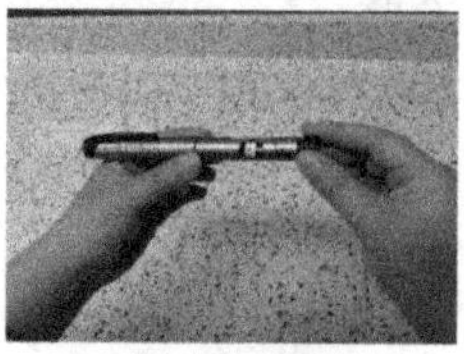

胰岛素笔

患者准备 →
体位舒适，了解胰岛素注射的目的、意义、方法及配合方法，做好准备

注射 →
选择注射部位（耻骨联合以上约1 cm，最低肋缘以下约1 cm，脐周2.5 cm以外的双侧腹部；双侧大腿前外侧的上1/3；双侧臀部外上侧；上臂外侧的中1/3）
消毒皮肤（75%乙醇消毒2遍，螺旋式由内向外，直径5 cm以上）
二次核对
充分混匀胰岛素
安装针头：75%乙醇消毒笔芯前端，安装新的胰岛素针头，依次取掉外帽和内针帽
排气：针尖朝上，排尽空气，每次排气1~2 U，直至有液体溢出
进针：消毒皮肤，再次核对，旋转剂量调节按钮，根据医嘱调至所需要单位数。用左手拇指、示指和中指捏起皮肤，右手握笔注射，进针角度与皮肤呈90°
注射：右手拇指按下注射键缓慢注射，注射完毕，针头须在皮下停留10~15 s，再拔出针头

健康教育 →
告知患者按时进餐、正确预防和处理低血糖的方法、注射部位勿进行剧烈运动等

操作后处理 →
按规范处理用物，胰岛素笔妥善放置备用
洗手，记录胰岛素注射时间、剂量等

图6-2　胰岛素笔注射技术的操作流程

2. 评分标准　见表6-2。

表6-2　胰岛素笔注射技术的评分标准

姓名__________　学号__________　监考人__________　分数__________

项目总分	评分标准及细则	标准分	得分	备注
准备质量标准（10分）	服装整洁，仪表符合要求，态度和蔼可亲	1		
	评估患者意识、心理状态及合作程度，评估患者血糖、用药史及过敏史，评估注射部位皮肤颜色、温度，有无硬结、瘢痕、感染等，评估患者能否按时进餐	2		
	患者准备：体位舒适，了解胰岛素笔注射的目的、意义、方法及配合方法，做好准备	1		
	环境准备：环境安全，整洁，温、湿度适宜，光线充足	1		
	护士准备：着装规范，洗手，戴口罩	1		
	用物准备：手消毒液、治疗盘、弯盘、治疗卡、棉签、75%乙醇、胰岛素笔、注射针头、胰岛素等。检查胰岛素笔并安装胰岛素笔芯备用	2		
	安装胰岛素笔：核对医嘱，取下胰岛素笔帽，检查胰岛素笔芯外观有无异常，胰岛素剂型、有效期；若从冰箱拿出，需提前30 min取出，室温下回暖，将胰岛素笔芯装入胰岛素笔中，旋紧	2		
操作流程质量标准（60分）	1. 携用物至患者床旁，核对患者信息，解释，说明目的、方法、意义，取得患者配合	5		
	2. 根据选择的注射部位，安置合适体位，隔帘遮挡	3		
	3. 注射部位常选择上臂外侧、腹部、大腿外侧和臀部外上侧（耻骨联合以上约1 cm，最低肋缘以下约1 cm，脐周2.5 cm以外的双侧腹部；双侧大腿前外侧的上1/3；双侧臀部外上侧；上臂外侧的中1/3）	7		
	4. 评估注射部位皮肤颜色、温度，有无硬结、瘢痕、感染等，手消毒，75%乙醇消毒皮肤（75%乙醇消毒2遍，螺旋式由内向外，直径5 cm以上），待干	5		
	5. 再次核对医嘱信息、患者信息、胰岛素名称及剂型	3		
	6. 充分混匀胰岛素（通过肘关节与前臂上下摆动10次以上，再将笔平放于手心，水平揉搓10次以上）	5		
	7. 安装针头：75%乙醇消毒笔芯前端，安装新的胰岛素针头，依次取掉外帽和内针帽	5		
	8. 排气：针尖朝上，排尽空气，每次排气1～2 U，直至有液体溢出	5		
	9. 进针：消毒皮肤，再次核对，旋转剂量调节按钮，根据医嘱调至所需要单位数。用左手拇指、示指和中指捏起皮肤，右手握笔注射，进针角度与皮肤呈90°（儿童和消瘦成年人可呈45°），确保注射针头只达皮下组织层	10		

续表 6-2

项目总分	评分标准及细则	标准分	得分	备注
操作流程质量标准（60分）	10. 注射：右手拇指按下注射键缓慢注射，注射完毕，针头须在皮下停留10～15 s（右手拇指不得松开注射键），再拔出针头	6		
	11. 注射完毕，旋下针头，丢入利器盒内，将笔帽盖紧，告知患者注意事项，整理衣物、床单位，协助其取舒适体位	6		
终末质量标准（10分）	健康教育	2		
	按规范处理用物，胰岛素笔妥善放置备用	2		
	洗手，记录胰岛素注射时间、剂量等	2		
	程序正确，操作熟练，动作规范，手法轻柔，时间把握合理	2		
	解释合理，沟通恰当，体现人文关怀	2		
理论得分（20分）	简述胰岛素的储存方法和注射部位轮换原则	10		
	简述在给患者注射时，如何做到无痛	10		
总分		100		

3. 指导患者内容

（1）告知患者注射前对注射部位进行评估。

（2）告知患者胰岛素储存方法。

（3）告知患者胰岛素注射部位以及规范轮换方法。

（4）告知患者正确预防和处理低血糖的方法。

4. 注意事项

（1）注射前，胰岛素回温（若从冰箱拿出，需提前 30 min 取出，室温下回暖）；检查胰岛素种类、剂量、性状和有效期，如果是中效或预混胰岛素，应将胰岛素充分混匀，呈均匀一致的云雾状液体即可。

（2）嘱患者根据胰岛素的起效时间按时进食，以免发生低血糖。

（3）尚未开启的胰岛素笔芯应放于 2～8 ℃冰箱中，不可冷冻，已开启使用的胰岛素笔芯可在室温下（不超过 30 ℃）存放 4 周，需避光保存。

（4）注射应确保在皮下进行，避免误入肌肉层。儿童或极度消瘦患者应提起皮肤呈45°角进针。

（5）注射部位应该规范轮换。

（6）注射后针头需在皮下停留至少 10 s，并继续按住推键，直至针头完全弹开，确保剂量准确，又可防止体液流入针头或笔芯内。

（7）小心存放胰岛素笔、胰岛素笔芯和胰岛素针。每次注射完毕后，应将针头取下，防止温度变化致药液从针头外溢。

【测一测】

1. 儿童糖尿病急症的主要死亡原因是(　　)

A. 肢体坏疽　B. 周围神经炎　C. 糖尿病心肌病
D. 糖尿病酮症酸中毒　E. 毛细血管间肾小球硬化症

2. 2 型糖尿病发病的重要诱因为(　　)

A. 肥胖　B. 病毒感染　C. 体力活动减少
D. 自身免疫反应　E. 多次妊娠、分娩

3. 患者,男性,52 岁。2 型糖尿病患者,餐后血糖高,医嘱增加阿卡波糖(拜糖平)。该类药物属于(　　)

A. 双胍类　B. 第一代磺脲类　C. 第二代磺脲类
D. 格列酮类(噻唑烷二酮)　E. α-葡萄糖苷酶抑制剂

4. 患者,男性,49 岁。空腹血糖 7.8 mmol/L,服用格列喹酮片控制血糖。该药物治疗糖尿病的机制是(　　)

A. 抑制糖异生　B. 加重无氧糖酵解　C. 恢复胰岛 β 细胞功能
D. 直接刺激胰岛 β 细胞释放胰岛素　E. 促进肌肉等外周组织摄取葡萄糖

5. 患者,女性,58 岁。糖尿病患者,肥胖明显,无明显并发症。更适合该患者的药物是(　　)

A. 胰岛素　B. 阿卡波糖　C. 格列吡嗪
D. 吡格列酮　E. 二甲双胍

6. 下列关于 1 型糖尿病的说法,<u>不正确</u>的是(　　)

A. 多见于 40 岁以上的成年人　B. 可产生胰岛素抗体　C. 依赖胰岛素治疗
D. 与遗传、自身免疫和环境因素有关　E. 易发生酮症酸中毒

7. 糖尿病患者用于监测病情、反映近 2 ~ 8 周血糖水平的检查是(　　)

A. 尿酮体　B. 空腹血糖　C. 糖化血红蛋白
D. 24 h 尿糖定量检查　E. 口服葡萄糖耐量试验

8. 糖尿病患者最常见损害的神经部位是(　　)

A. 交感神经　B. 迷走神经　C. 周围神经
D. 自主神经　E. 内脏感觉神经

9. 患者,男性,62 岁。诊断为 2 型糖尿病,坚持口服降解药治疗,血糖控制较好。患者拟计划春游。出发前嘱患者为防止低血糖,应警惕血糖低于(　　)

A. 3.9 mmol/L　B. 4.9 mmol/L　C. 5.9 mmol/L
D. 6.9 mmol/L　E. 7.9 mmo/ L

10. 患者,女性,66 岁。诊断为 2 型糖尿病,患者口服格列本脲治疗。护士应指导患者服药的时间在(　　)

A. 餐后半小时　B. 餐前半小时　C. 餐后 20 min
D. 餐前 20 min　E. 餐前 1 h

(张珊珊　刘雅静)

实训二

类风湿关节炎患者护理技能

【案例导入】

孙某，男，74 岁。因“多关节疼痛 5 年余，双侧髋部疼痛 6 个月，发热 1 个月余”入院。5 年前，患者无明显诱因出现全身多关节疼痛，呈游走性，波及双侧肩关节、双侧膝关节及踝关节，无发热、皮疹、光过敏、口腔溃疡、雷诺现象等，长期口服来氟米特片 20 mg 每天 1 次，醋酸泼尼松片 10 mg 每天 2 次。6 个月前出现双侧髋部疼痛，伴双下肢无力、麻木，在当地诊所针灸治疗，效果差。1 个月前无明显诱因出现发热，体温最高达 38 ℃，无寒战，无咳嗽、咳痰，无尿频、尿急，无腹痛、腹泻，在当地诊所输液治疗，具体用药不详，疗效差。今为进一步诊治入院。

体格检查：T 36.4 ℃，P 92 次/min，R 20 次/min，BP 145/88 mmHg，双下肢活动不便，双下肢无明显水肿。

辅助检查：抗环瓜氨酸肽抗体>500 U/mL，C 反应蛋白 10.96 mg/L，类风湿因子 158.3 IU/L，白细胞 10.9×10^9/L，糖化血红蛋白 8.8%，红细胞沉降率 33 mm/h。

医疗诊断：①类风湿关节炎；②糖尿病；③发热待查。

【实训目的】

1. 能应用临床思维的方法对类风湿关节炎患者进行护理评估，分析病情。
2. 能正确运用疼痛护理技术，减轻患者痛苦。
3. 能为类风湿关节炎患者实施护理。
4. 具备爱伤观念，做好人文关怀。

【案例讨论】

1. 请根据患者病情，提出至少 2 个主要护理诊断/问题，并制订护理措施。
2. 请模拟以下情境并分析问题。

情境一：患者由门诊轮椅推入病房，夜间 21:10 按呼叫器，诉全身多关节疼痛，呈游走状，尤以双侧髋部疼痛为甚。患者表情痛苦，心情沮丧。护士立即测生命体征：T 37.6 ℃，P 102 次/min，R 22 次/min，BP 156/92 mmHg，血糖 13.6 mmol/L，利用数字疼痛评分法评分为 6 分，中度疼痛。医生医嘱：氨基比林针 2 mL 肌内注射，塞来昔布片 0.1 g 口服。

请结合情境分析：

(1)除实施药物镇痛外，护士还可采取什么方法缓解患者疼痛？

(2)该患者下一步病情观察要点有哪些？

情境二：经过一段时间治疗后，患者全身疼痛症状明显好转，经观察目前口服药物无明显不良反应，治疗方案已定，拟明日出院。

请结合情境分析：怎样对患者实施出院健康指导？

【实训任务】

疼痛护理。

1. 操作流程　见图6–3。

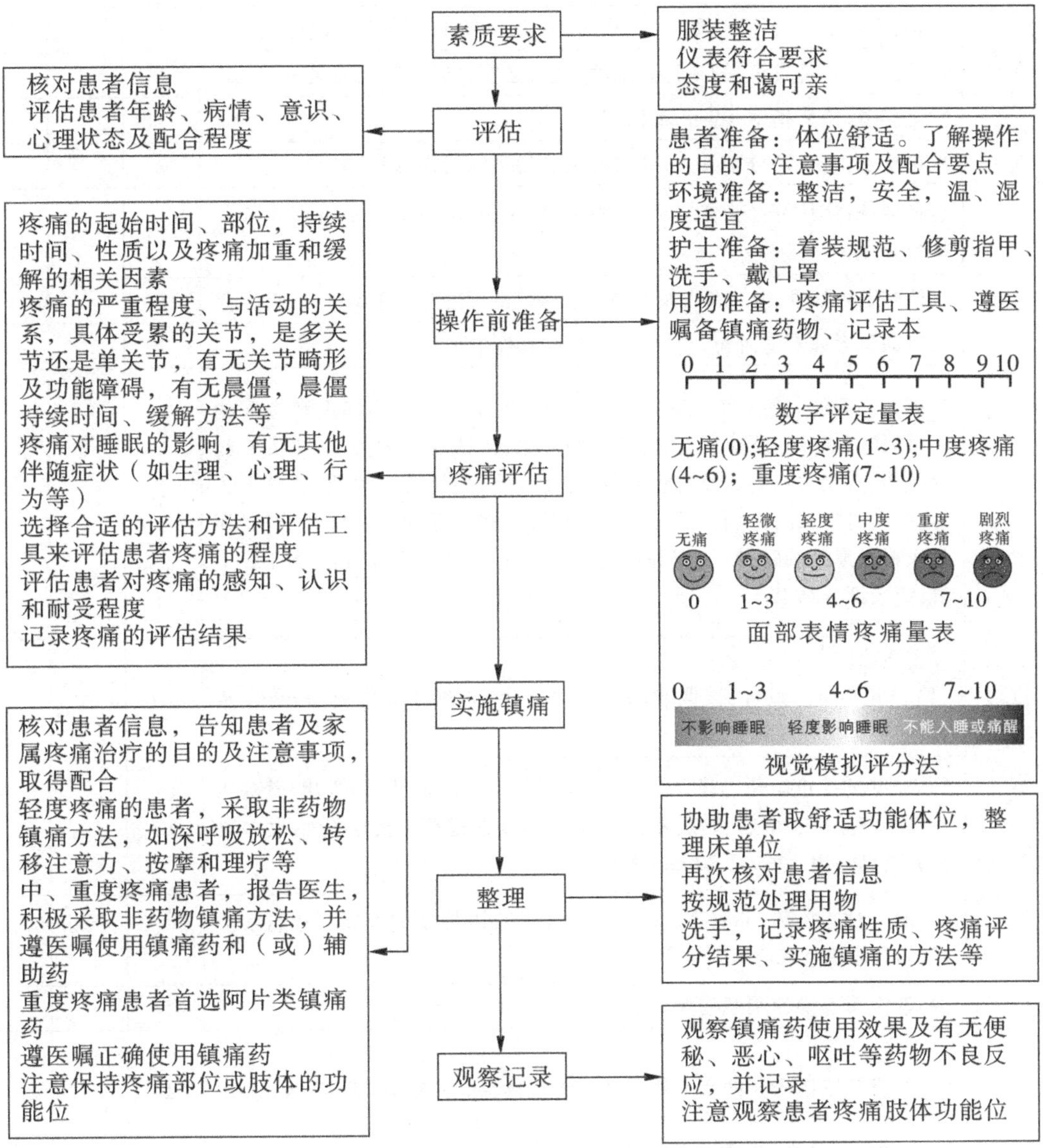

图6–3　疼痛护理的操作流程

2. 评分标准 见表6-3。

表6-3 疼痛护理的评分标准

姓名＿＿＿＿＿＿ 学号＿＿＿＿＿＿ 监考人＿＿＿＿＿＿ 分数＿＿＿＿＿＿

项目总分	评分标准及细则	标准分	得分	备注
准备质量标准(10分)	素质要求:服装整洁,仪表符合要求,态度和蔼可亲	2		
	评估:患者的一般情况,如年龄、病情、意识、心理状态及配合程度	3		
	环境准备:环境安全,舒适,温、湿度适宜,必要时屏风遮挡或隔帘遮挡	1		
	护士准备:修剪指甲、洗手、戴口罩	1		
	用物准备:疼痛评分工具,必要时遵医嘱备镇痛药物,记录本	2		
	患者准备:体位符合操作要求,积极配合,了解操作的目的、注意事项及配合要点	1		
操作流程质量标准(60分)	1. 核对患者信息,告知患者及家属疼痛治疗的目的及注意事项,取得配合	3		
	2. 协助患者取舒适卧位,患肢功能位,注意保护隐私	2		
	3. 评估疼痛的起始时间、部位、持续时间、性质以及疼痛加重和缓解的相关因素;疼痛的严重程度、与活动的关系;具体受累的关节,多关节或单关节;有无关节畸形及功能障碍;有无晨僵,晨僵持续时间、缓解方法等;疼痛对睡眠的影响,有无其他伴随症状(如生理、心理、行为等)。评估患者对疼痛的感知、认识和耐受程度。正确选择评分方法及评分工具,记录评分结果	5		
	4. 实施镇痛: (1)轻度疼痛的患者,采取非药物镇痛方法,如深呼吸放松、转移注意力、按摩和理疗等	10		
	(2)非麻醉性止痛药,如阿司匹林、布洛芬、塞来昔布、依托考昔、氨基比林等,具有解热、止痛功效,常用于中等程度的疼痛。此类药物大多对胃黏膜有刺激,宜饭后30 min服用	10		
	(3)麻醉性止痛药,如吗啡、哌替啶等,用于难以控制的疼痛。止痛效果好,但有成瘾性和呼吸抑制等不良反应	10		
	(4)遵医嘱正确使用镇痛药	5		
	5. 观察记录: (1)注意观察镇痛药使用的效果及有无便秘、恶心、呕吐等不良反应,并记录	5		
	(2)注意观察疼痛部位肿胀情况、疼痛肢体功能位维持情况	5		
	6. 协助患者取舒适体位,整理床单位,告知注意事项,将呼叫器放于患者手边,嘱患者如有不适,及时呼叫	5		

续表 6-3

项目总分	评分标准及细则	标准分	得分	备注
终末质量标准（10 分）	健康教育	2		
	按规范处理用物	2		
	洗手、记录	2		
	程序正确，操作熟练，动作规范，手法轻柔，时间把握合理	2		
	解释合理，沟通恰当，体现人文关怀	2		
理论得分（20 分）	简述如何使用 3 种疼痛评分方法	10		
	简述疼痛护理的注意事项	10		
总分		100		

3. 指导患者内容

（1）指导患者学会自我心理疏导，如听音乐、参与感兴趣的活动、和家人交谈分散注意力等。

（2）药物止痛时，指导患者遵医嘱按时、按量正确服用药物，不可滥用。

（3）指导患者及家属自我观察疼痛的性质和伴随症状，如有异常变化，及时告知护士。

（4）帮助患者建立正性心理，坚定战胜疾病的信心，促进康复；指导患者及家属进行疼痛的自我评估。

4. 注意事项

（1）尽量将各项护理操作安排在镇痛药物显效的时段内进行，操作过程中注意监测患者的心率、血压及呼吸情况，如有异常立即停止操作。

（2）注意及时、准确、全面、持续评估患者疼痛情况。

（3）注意观察患者的疼痛与肿胀程度、关节僵硬与活动受限程度，及时提供指导，防止发生跌倒或坠床等意外事件。

（4）尊重患者对疼痛的主观感受及反应，做好人文关怀及疾病相关知识宣教。

（5）疼痛强度是患者的主观感受，在正确应用疼痛评估方法的基础上，以患者主诉为“金标准”。应用数字评分法时，切勿将分值给予主观的解释和比喻；应用面部表情疼痛评定法时，切勿用自己所看到的患者表情代替疼痛强度结果。

（6）患者存在交流障碍或意识不清时，可选用客观疼痛评估工具，如行为疼痛评估量表等；精神障碍、病情危重患者，用专用的疼痛评估工具，如 CPOT 评分。

（7）保持病室内良好的采光、通风及适宜的温湿度。保持床单位舒适、整洁，尽量使患者采取舒适功能体位。

【测一测】

1. 晨僵在哪类病因所致关节炎中表现较为突出（　　）

A. 骨关节炎　　B. 强直性脊柱炎　　C. 类风湿关节炎

D. 风湿性关节炎　　E. 系统性红斑狼疮

2. 患者，女性，45 岁。患风湿性关节炎，自诉最近晨僵较严重。以下缓解晨僵的护理措施正确的是(　　)

A. 禁用止痛药　　B. 夜间睡眠时戴弹力手套保暖

C. 尽量不要活动僵硬的关节　　D. 关节内可注射透明质酸

E. 早晨起床后先用冷水浸泡僵硬关节然后按摩

3. 患者，女性，40 岁。患类风湿关节炎 6 年。对其做保健指导时，下列哪一项不妥(　　)

A. 给予营养丰富的饮食　　B. 缓解期适当体育锻炼　　C. 注意保暖、避免寒冷

D. 活动期应绝对卧床休息　　E. 坚持服药，定期复查

4. 患者，男性，57 岁。因关节疼痛需每日红外线照射一次，在照射过程中患者皮肤呈现紫红色，此时护士应该(　　)

A. 降低温度，继续照射　　B. 正常现象，继续照射　　C. 停止照射，改用热敷

D. 停止照射，改用冷敷　　E. 立即停止照射，涂抹凡士林保护皮肤

5. 下列选项中对类风湿关节炎关节疼痛、肿胀特点描述正确的是(　　)

A. 多为不对称性　　B. 关节疼痛多为游走性

C. 第一跖趾关节疼痛剧烈　　D. 多累及膝、髋、踝等大关节

E. 常累及腕、掌指、近端指间关节

6. 对类风湿关节炎关节病变分期最重要的辅助检查是(　　)

A. B 超检查　　B. 血液检查　　C. 免疫学检查

D. 关节 X 射线检查　　E. 关节滑液检查

7. 患者，女性，38 岁。确诊为类风湿关节炎 4 年。因关节疼痛，医生医嘱：阿司匹林 2 g，每天 3 次，口服。在服用阿司匹林时，护士嘱其饭后服用的目的是(　　)

A. 提高药物的疗效　　B. 降低药物的毒性　　C. 减少对肝脏的损害

D. 避免尿少时析出结晶　　E. 减少对消化道的刺激

8. 类风湿关节炎患者最早出现的关节表现是(　　)

A. 关节疼痛　　B. 关节肿胀　　C. 关节畸形

D. 发热　　E. 咳嗽

9. 患者，女性，50 岁。双手腕、掌指、肘关节疼痛、肿胀，时轻时重，病程约 5 年，诊断为类风湿关节炎。患者病情缓解后，最主要的护理措施是(　　)

A. 多休息　　B. 注意保暖　　C. 温水泡关节

D. 关节注意制动　　E. 指导患者进行功能锻炼

10. 类风湿关节炎较特异性的皮肤表现是(　　)

A. 晨僵　　B. 畸形　　C. 功能障碍

D. 干燥综合征　　E. 类风湿结节

（张珊珊　赵丽萍）

第七部分

传染性疾病患者的护理

实训一

严重急性呼吸综合征患者护理技能

【案例导入】

杨某,男,67 岁,因“发热、频繁咳嗽 2 d,加重伴气短、呼吸困难半天”入院。患者 2 d 来体温持续性升高,频繁咳嗽,伴有畏寒、肌肉酸痛、关节酸痛,偶有头痛、乏力,半天前症状加重,伴气短、呼吸困难。神志清,精神差,饮食欠佳,睡眠差,大小便无异常,体重无明显变化,活动能力下降。患者为北京人,1 周前携夫人来本地旅游,以疑似“严重急性呼吸综合征”收入传染科。

体格检查:T 38.4 ℃,P 106 次/min,R 20 次/min,BP 105/70 mmHg。发育正常,营养良好,体型中等,急性病容,语言正常,查体合作。皮肤黏膜无黄染,无出血点、蜘蛛痣、瘀点、瘀斑,全身浅表淋巴结未扪及肿大,颜面、眼睑无水肿。

辅助检查:血常规示 WBC 7.6×10^9/L;胸片示肺部有不同程度的斑片状毛玻璃样密度阴影;血清学示特异性 IgM 抗体阳性。

医疗诊断:严重急性呼吸综合征。

【实训目的】

1. 掌握严重急性呼吸综合征患者护理措施。
2. 掌握严重急性呼吸综合征的预防措施,能熟练操作隔离技术。
3. 熟悉严重急性呼吸综合征的临床表现及实验室检查。
4. 具备爱伤观念,做好人文关怀。

【案例讨论】

1. 请根据患者病情,提出至少 3 个主要护理诊断/问题,并制订护理措施。
2. 请模拟以下情境并分析问题。

情境一:值班护士接到通知,科室预接收一名严重急性呼吸综合征患者。

请结合情境分析:

(1)此时值班护士如何准备?

(2)对于患者随身携带的物品,护士如何消毒?

情境二:入院第 3 天护士发现患者 24 h 体温持续在 39.0 ℃以上,波动未超过 1 ℃,全身酸痛明显。

请结合情境分析:

(1)患者属于哪种热型?热型的分类有哪些?

(2)此时护士如何处理?

情境三:经过治疗,患者已完全治愈,建议出院。但患者感到恐惧和孤独,不知道出院后如何面对周围的亲朋和同事。

请结合情境分析:

(1)此时护士如何对患者进行心理护理?

(2)患者出院后,护士如何做好终末消毒?

【实训任务】

穿、脱隔离衣。

1. 操作流程　见图 7-1。

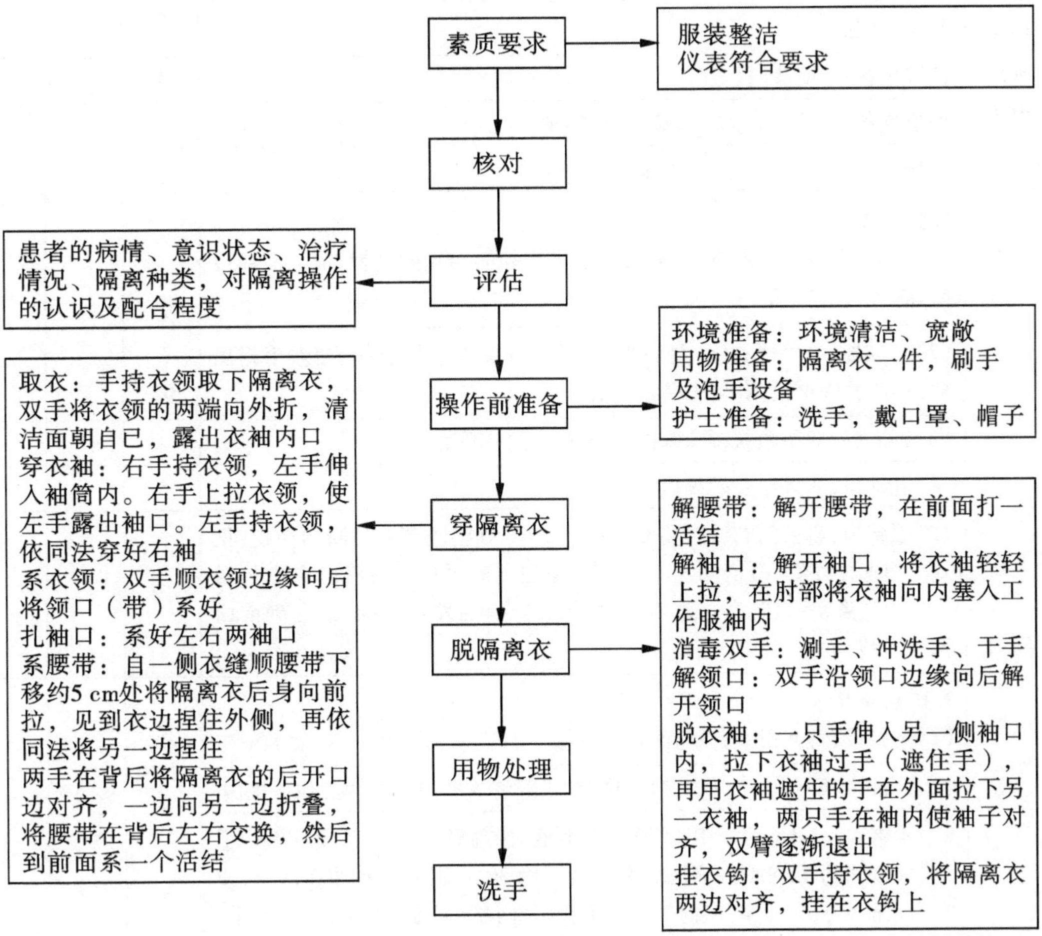

图 7-1　穿、脱隔离衣的操作流程

2. 评分标准　见表 7-1。

表 7-1　穿、脱隔离衣操作评分标准

姓名__________　学号__________　监考人__________　分数__________

项目总分	评分标准及细则	标准分	得分	备注
准备质量标准(10 分)	素质要求:仪表端庄,着装整洁,修剪指甲	2		
	评估:患者的病情、意识状态、治疗情况、隔离种类,对隔离操作的认识及配合程度	4		
	环境准备:环境清洁、宽敞	1		
	护士准备:卷袖过肘,洗手,戴口罩、帽子	1		
	用物准备:隔离衣一件,刷手及泡手设备	2		
操作流程质量标准(60 分)	1. 穿隔离衣 (1)取衣:手持衣领取下隔离衣,双手将衣领的两端向外折,清洁面朝自己,露出衣袖内口	6		
	(2)穿衣袖:右手持衣领,左手伸入袖筒内;右手上拉衣领,使左手露出袖口,左手持衣领,依同法穿好右袖	6		
	(3)系衣领:双手顺衣领边缘向后将领口(带)系好	4		
	(4)扎袖口:系好左右两袖口	5		
	(5)系腰带:自一侧衣缝顺腰带下移约 5 cm 处将隔离衣后身向前拉,见到衣边捏住外侧,再依同法将另一边捏住。两手在背后将隔离衣的后开口边对齐,一边向另一边折叠,将腰带在背后左右交换,然后到前面系一活结	10		
	2. 脱隔离衣 (1)解腰带:解开腰带,在前面打一活结	4		
	(2)解袖口:解开袖口,将衣袖上拉,在肘部将衣袖向内塞入工作服袖内	5		
	(3)消毒双手:①刷手。用刷子蘸刷手液,按前臂、腕部、手背、手掌、手指、指缝、指甲顺序彻底刷洗。②冲洗。刷 30 s,用流动水冲净泡沫,使污水从前臂流向指尖;换刷另一只手,反复两次(共刷 2 min)。③干手。用小毛巾自上而下擦干双手,或用干手机吹干	4		
	(4)解领口:双手沿领口边缘向后解开领口	6		
	(5)脱衣袖:一只手伸入另一侧袖口内,拉下衣袖过手(遮住手),再用衣袖遮住的手在外面拉下另一衣袖,两手在袖内使袖子对齐,双臂逐渐退出	5		
	(6)挂衣钩:双手持衣领,将隔离衣两边对齐,挂在衣钩上;不再穿的隔离衣,脱下后清洁面向外,卷好投入污物袋内	5		

续表 7-1

项目总分	评分标准及细则	标准分	得分	备注
终末质量标准（10 分）	处理用物	5		
	洗手	1		
	记录	1		
	操作熟练、顺序合理，注意无菌操作	3		
理论得分（20 分）	简述穿、脱隔离衣的注意事项	10		
	简述如何选择隔离衣	10		
总分		100		

3. 指导患者内容

（1）告知患者及其家属隔离的种类及注意事项。

（2）鼓励患者多饮水，大汗时要注意皮肤卫生。及时更换衣物，关闭门窗避免直接吹风，以免受凉。更换的衣物及床单等应严格灭菌。

4. 注意事项

（1）穿隔离衣前应准备好操作中所需物品。隔离衣长短合适，需完全遮盖内面工作服，并完好无损。

（2）穿隔离衣后，只限在规定区域内活动，不得进入清洁区。

（3）系领口时，勿使衣袖触及面部、衣领及工作帽。

（4）洗手时，隔离衣不得污染洗手设备。

（5）隔离衣应每日更换，如有潮湿或被污染，应立即更换。

（6）挂隔离衣时，若在半污染区，清洁面向外；若在污染区，污染面向外。

（7）刷手时勿贴近水池，以免隔离衣污染水池或水溅到身上；流动水洗手时，腕部应低于肘部，使污水从前臂流向指尖。

【测一测】

1. 传染病法规定，农村发生甲类传染病要求上报的时间是（　　）

A. 2 h 内　　B. 4 h 内

C. 6 h 内　　D. 8 h 内

E. 10 h 内

2. 下列传染病属于强制管理的是（　　）

A. 艾滋病　　B. 出血热

C. 肺结核　　D. 黑热病

E. 严重急性呼吸综合征

3. 传染病流行的基本条件是(　　)

A. 自然因素、社会因素
B. 患者、病原携带者、受感染的动物
C. 散发、流行、暴发流行
D. 传染源、传播途径、易感人群
E. 病原体、人体、外环境

4. 管理传染源最重要的措施是(　　)

A. 早期休息
B. 早期隔离
C. 早期治疗
D. 早期手术
E. 早期报告

实训二

病毒性肝炎患者护理技能

【案例导入】

庞某,女,72 岁,因"发现病毒性肝炎 10 年,突发意识不清 3 h"入院。患者 10 年前饮食不当后出现恶心、呕血伴头晕、口干、心悸,在当地医院诊断为"肝硬化失代偿期并食管静脉曲张破裂出血",给予输血及综合止血治疗,生命体征正常后出院。3 h 前进食午餐后突然出现反应迟钝、意识错乱,继而意识丧失,家人呼之不应,为进一步诊治急诊 120 来院,以"肝性脑病"收治入院。

体格检查:T 36.3 ℃,P 81 次/min,R 23 次/min,BP 179/104 mmHg,慢性肝病面容,神志不清。

辅助检查:血常规示 PLT 160×10^9/L,WBC 4.16×10^9/L,Hb 114/L;凝血功能示凝血酶原时间 18.2 s,国际标准化比值 1.68,D-二聚体 616 μg/L。

医疗诊断:①病毒性肝炎肝硬化失代偿期,肝性脑病;②食管静脉曲张破裂出血。

【实训目的】

1. 能应用临床思维的方法对病毒性肝炎患者进行护理评估,分析病情。
2. 能正确配合医生进行抢救,能熟练掌握静脉留置针穿刺技术。
3. 熟悉抢救患者的基本流程。
4. 具备爱伤观念,做好人文关怀。

【案例讨论】

1. 请根据患者病情,提出至少 2 个主要护理诊断/问题,并制订护理措施。
2. 请模拟以下情境并分析问题。

情境一:患者由急诊转入神经内科,遵医嘱给予床旁心电监护,氧气吸入 2 L/min。患者突然呕吐大量新鲜血液,测血压 80/50 mmHg。

请结合情境分析:

(1)患者发生了什么问题?护士如何分工协作进行抢救处理?

(2)遵医嘱给予输血,此时护士如何做好输血前的准备工作?

情境二:患者经抢救后,患者出血停止,意识恢复。化验血常规:Hb 70 g/L。氧气吸入 4 L/min,遵医嘱给予人血白蛋白输注。

请结合情境分析:

(1)在输入白蛋白过程中,护士应重点观察哪些要点?

(2)如果在输注白蛋白过程中患者发生渗液,应如何处理?

情境三:患者经治疗 2 周后,生命体征平稳,意识清楚,遵医嘱给予明日出院。

请结合情境分析：

（1）作为护士，如何为患者进行出院健康宣教？

（2）病毒性肝炎的分型及各型肝炎的特点是什么？

【实训任务】

（一）静脉留置针穿刺技术

1. 操作流程　见图 7-2。

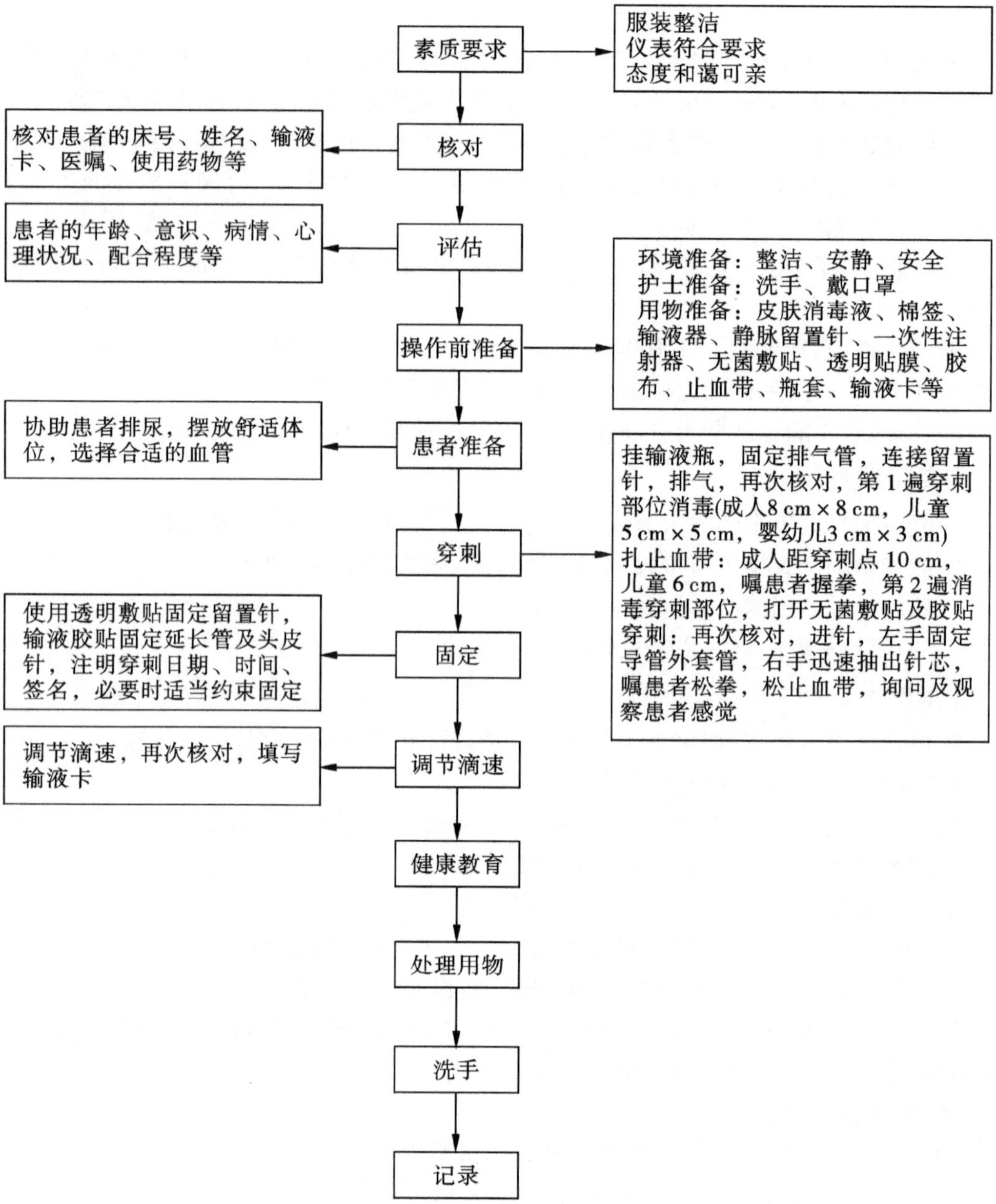

图 7-2　静脉留置针穿刺技术的操作流程

2. 评分标准 见表7-2。

表7-2 静脉留置针穿刺技术的评分标准

姓名＿＿＿＿＿＿ 学号＿＿＿＿＿＿ 监考人＿＿＿＿＿＿ 分数＿＿＿＿＿＿

项目总分	评分标准及细则	标准分	得分	备注
准备质量标准(10分)	素质要求:服装整洁,仪表符合要求,态度和蔼可亲	3		
	评估:患者的年龄、病情、治疗方案、药物性质、穿刺部位皮肤情况和静脉条件,选择合适的静脉留置针	2		
	环境准备:整洁、安静、安全	1		
	护士准备:洗手、戴口罩	1		
	用物准备:皮肤消毒液、棉签、输液器、静脉留置针、一次性注射器、无菌敷贴、透明贴膜、胶布、止血带、瓶套、输液卡等	3		
操作流程质量标准(60分)	1. 核对患者信息(床号、姓名),评估患者的年龄、意识、病情、心理状况、配合程度等	4		
	2. 查对医嘱执行单、液体、药品、消毒用品、一次性物品,清洁瓶身;贴瓶签,消毒,加药	4		
	3. 打开输液器,插入瓶塞,再次核对,洗手。携带用物至患者床旁,核对床头卡、腕带,询问过敏史	6		
	4. 向患者做好解释,取得配合,询问是否排尿,协助患者取舒适体位。选择静脉,快速洗手	8		
	5. 挂输液瓶,固定排气管,连接留置针,排气。再次核对,第1遍穿刺部位消毒,成人8 cm×8 cm,儿童5 cm×5 cm,婴幼儿3 cm×3 cm	8		
	6. 扎止血带,成人距穿刺点10 cm,儿童6 cm,嘱患者握拳	6		
	7. 第2遍消毒穿刺部位,打开无菌敷贴及胶贴	8		
	8. 穿刺:再次核对,排尽针头及延长管内空气。左手绷紧皮肤,右手拇指和中指持针,与皮肤呈15°~30°进针,降低角度再将穿刺针推入0.2~0.5 cm,同时顺势推送软管入静脉。左手固定导管外套管,右手迅速抽出针芯。嘱患者松拳,松止血带,询问及观察患者感觉	10		
	9. 固定:使用透明敷贴固定留置针,输液胶贴固定延长管及头皮针,注明穿刺日期、时间、签名,必要时适当约束固定	3		
	10. 调节滴速,再次查对,填写输液卡	3		

续表 7-2

项目总分	评分标准及细则	标准分	得分	备注
终末质量标准（10 分）	健康教育	3		
	处理用物	2		
	洗手	1		
	记录	1		
	操作熟练、稳重，顺序合理，无菌观念	3		
理论得分（20 分）	简述操作过程中的注意事项	10		
	简述留置针的观察要点	10		
总分		100		

3. 指导患者内容

（1）保护有留置针的肢体，避免该肢体呈下垂姿势。

（2）置有静脉留置针的肢体应尽量减少活动，避免被水沾湿，或负重造成回血，堵塞导管。

（3）如有异常肿胀、疼痛等不适时，及时联系护士。

4. 注意事项

（1）严格执行无菌操作原则和查对制度，杜绝感染及差错事故的发生。

（2）应注意药物配伍禁忌。

（3）每次输液前后应检查穿刺部位及静脉走行方向有无红肿，并询问患者有无痛感与不适，如有红肿、疼痛等情况，应及时拔出导管并做相应处理，对仍需输液者应更换肢体重新穿刺。

（4）对使用静脉留置针的肢体应妥善固定，每次输液前先抽回血，再用无菌生理盐水冲洗导管。若无回血，冲洗有阻力时，应考虑留置针导管堵塞，此时应拔出留置针，切忌不可用注射器推注，以免将凝固的血栓推进血管造成栓塞。

（5）输液过程中加强巡视，耐心听取患者的主诉，注意观察患者有无输液反应及输液故障的发生，发现异常及时处理。

（6）留置针一般可保留 3 ~5 d，不超过 7 d，向患者及其家属说明药物的作用、可能出现的不良反应、处理办法及自我监护的内容。

（二）简易呼吸器操作技术

1. 操作流程　见图 7-3。

素质要求 → 服装整洁；仪表符合要求；态度和蔼可亲

核对并判断 → 核对患者腕带信息；判断是否符合使用简易呼吸器的指征

操作前准备 → 环境准备：整洁、安静、安全
用物准备：纱布2块、弯盘1个、简易呼吸器及麻醉面罩1套、60 mL注射器1个、治疗盘1个，必要时备氧气、吸引器、吸痰管、四头带、听诊器等
护士准备：洗手、戴口罩

准备体位 → 置患者于去枕平卧位

疏通气道 → 站于患者右侧，将患者头偏向一侧，清除其口、鼻、咽污物，取出活动义齿

打开气道 → 仰头举颏法：左手置于患者的前额，掌根向后方施加压力，右手中指、示指向上向前提起下颏，使患者口张开
仰头抬颌法：一只手将患者头向后仰起，另一只手拇、示指分别放于患者下颌角处同时向上提起

检查用物 → 打开面罩充气，连接呼吸囊

辅助呼吸 → 将连接好简易呼吸囊的面罩完全覆盖患者的口鼻，一只手用力将面罩紧贴患者皮肤使之密闭，另一只手挤压呼吸气囊，将气体压入肺内，见胸廓抬起后松开气囊，如此反复进行，频率：16～20次/min

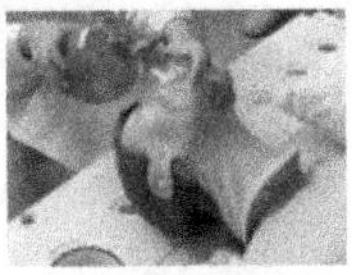

挤压球囊

观察与记录

操作后处理 → 处理用物；洗手

巡回

图7-3 简易呼吸器操作技术的操作流程

2. 评分标准　见表7-3。

表7-3　简易呼吸器操作技术的评分标准

姓名________　学号________　监考人________　分数________

项目总分	评分标准及细则	标准分	得分	备注
准备质量标准（10分）	素质要求：仪表端庄，衣帽整齐	2		
	评估：患者的年龄、病情、治疗情况、用药史	2		
	环境准备：整洁、安静、安全	1		
	护士准备：洗手、戴口罩	1		
	用物准备：纱布2块、弯盘1个、简易呼吸器及麻醉面罩1套、60 mL注射器1个、治疗盘1个，必要时备氧气、吸引器、吸痰管、四头带、听诊器等	4		
操作流程质量标准（60分）	1. 核对患者信息（床号、姓名），查看腕带信息	4		
	2. 向患者家属解释，置患者去枕平卧位	4		
	3. 疏通气道：站在患者右侧，将患者头偏向一侧，清除口、鼻、咽污物，取出活动义齿	8		
	4. 打开气道。①仰头举颏法：左手置于患者的前额，掌根向后方施加压力，右手中指、示指向上、向前提起下颏，使患者口张开。②仰头抬颌法：一只手将患者头向后仰起，另一只手拇、示指分别放于患者下颌角处，同时向上提起	12		
	5. 检查用物：打开面罩充气，连接呼吸囊	4		
	6. 辅助呼吸：将连接好简易呼吸囊的面罩完全覆盖患者的口鼻，一只手用力将面罩紧贴患者皮肤使之密闭，另一只手挤压呼吸气囊将气体压入肺内，见胸廓抬起后松开气囊，如此反复进行，频率：16～20次/min，气囊后面的接头可连接氧气瓶，氧流量最大可用至10 L/min左右，一般5～6 L/min即可	20		
	7. 观察与记录：观察并记录患者治疗效果与反应，生命体征、意识、瞳孔、大动脉博动（判断自主呼吸是否恢复）	8		
终末质量标准（10分）	处理用物	5		
	洗手	1		
	记录	1		
	操作熟练、稳重，顺序合理	3		
理论得分（20分）	简述简易呼吸器使用的适应证	10		
	简述简易呼吸器使用的注意事项	10		
总分		100		

3. 指导患者内容

(1)对清醒患者做好心理护理,解释使用简易呼吸器的目的和意义,缓解患者紧张情绪,使其主动配合。

(2)对不清醒的患者,向家属解释使用简易呼吸器的目的和意义。

4. 注意事项

(1)挤压球囊压力不可过大,以挤压球囊的1/3 ~ 2/3为宜,挤压速度均匀,不可时大时小、时快时慢,以免损伤肺组织。

(2)有自主呼吸的患者,应按患者的呼吸动作加以辅助,以免影响患者的自主呼吸。

(3)简易呼吸器使用后,将各配件按顺序打开,用2%的戊二醛溶液浸泡4 ~ 8 h,取出后用清水冲洗,晾干,装配好备用。

【测一测】

1. 甲型病毒性肝炎进行消化道隔离的隔离期为自发病之日起(　　)

A. 7 d　　B. 14 d　　C. 21 d

D. 28 d　　E. 10 d

2. 我国最常见的病毒性肝炎是(　　)

A. 甲型肝炎　　B. 乙型肝炎　　C. 丙型肝炎

D. 丁型肝炎　　E. 戊型肝炎

3. 以血液及体液为主要传播途径的病毒性肝炎类型是(　　)

A. 甲型、乙型、丙型　　B. 甲型、乙型、戊型　　C. 丙型、丁型、戊型

D. 乙型、丙型、丁型　　E. 甲型、丙型、丁型

4. 急性黄疸性肝炎黄疸前期最突出的表现是(　　)

A. 消化道症状　　B. 呼吸道症状　　C. 泌尿系统症状

D. 神经系统症状　　E. 血液系统症状

5. 下列关于病毒性肝炎的描述错误的一项是(　　)

A. 重型肝炎较多见于甲型肝炎

B. 乙型肝炎病毒和丁型肝炎病毒双重感染易致肝炎慢性化

C. 慢性丙型肝炎可发展为肝硬化及肝癌

D. 婴幼儿感染乙型肝炎病毒发展为慢性病毒携带者

E. 乙型肝炎病毒患者如不及时治疗可能发展为肝癌

实训三

艾滋病患者护理技能

【案例导入】

男性，30 岁，司机，因“发热、乏力、消瘦半年”来诊。患者于半年前无明显诱因发热，多呈低热，一般不超过 38 ℃，伴乏力、全身不适和厌食，逐渐消瘦，无腹痛、呕吐，大便每天 2 ~ 3 次，稀便，无便血、脓血。曾到当地医院就诊，化验血、尿、粪便常规未见异常，遂服中药治疗，不见好转。半年来体重下降约 8 kg，睡眠尚可。5 年前因阑尾炎化脓穿孔行手术治疗，术中输过血，无肝肾疾病和结核病史，无药物过敏史。吸烟 10 年，每天 20 支，无饮酒史。

体格检查：T 37.5 ℃，P 84 次/min，R 18 次/min，BP 120/80 mmHg。皮肤未见皮疹和出血点，右颈部和左腋窝各触及 1 个 2 cm×2 cm 大小的淋巴结，活动无压痛；巩膜无黄染。口咽部无充血、肿胀、疱疹，甲状腺表面光滑，柔软不易触及。双肺叩诊清音。心界叩诊范围正常，心率 84 次/min，律齐，无杂音。腹软无压痛，肝无叩击痛，脾下缘在肋缘下 3 cm，移动性浊音阴性，肠鸣音 4 次/min。

辅助检查：血常规示 Hb 120 g/L，WBC 3.5×10^9/L，N 70%，L 30%，PLT 78×10^9/L；血清抗人类免疫缺陷病毒(HIV)(+)。

医疗诊断：艾滋病。

【实训目的】

1. 能应用临床思维的方法对艾滋病患者进行护理评估，分析病情。
2. 能正确处理并熟练掌握职业暴露处理流程。
3. 具备爱伤观念，做好人文关怀。

【案例讨论】

1. 请根据患者病情，提出至少 3 个主要护理诊断/问题，并制订护理措施。
2. 请模拟以下情境并分析问题。

情境一：患者入住传染科，得知自己确诊为艾滋病后恐惧、慌张，怀疑是医生误诊，一直强调自己洁身自爱，不可能会患此病。

请结合情境分析：

(1)艾滋病的传播途径有哪些？

(2)护士应如何处理？

情境二：今晨查房患者自述食欲较差，体重比入院时减轻 2 kg，问其原因说胃口差，看到同病室其他患者想与他们聊天交流，又担心别人歧视。

请结合情境分析：

(1)此时护士如何对患者进行饮食护理?

(2)作为护士,如何缓解同病室患者之间的关系与气氛?

情境三:护士遵医嘱要为患者进行静脉血标本采集以检验血常规,采集完毕后,发现治疗车上忘记放利器盒,在处理医疗垃圾时,被患者采血的针头刺破了自己的皮肤。

请结合情境分析:

(1)护士此时应如何处理?

(2)在工作中如何预防职业暴露?

【实训任务】

职业暴露后操作技术。

1.操作流程 见图7-4。

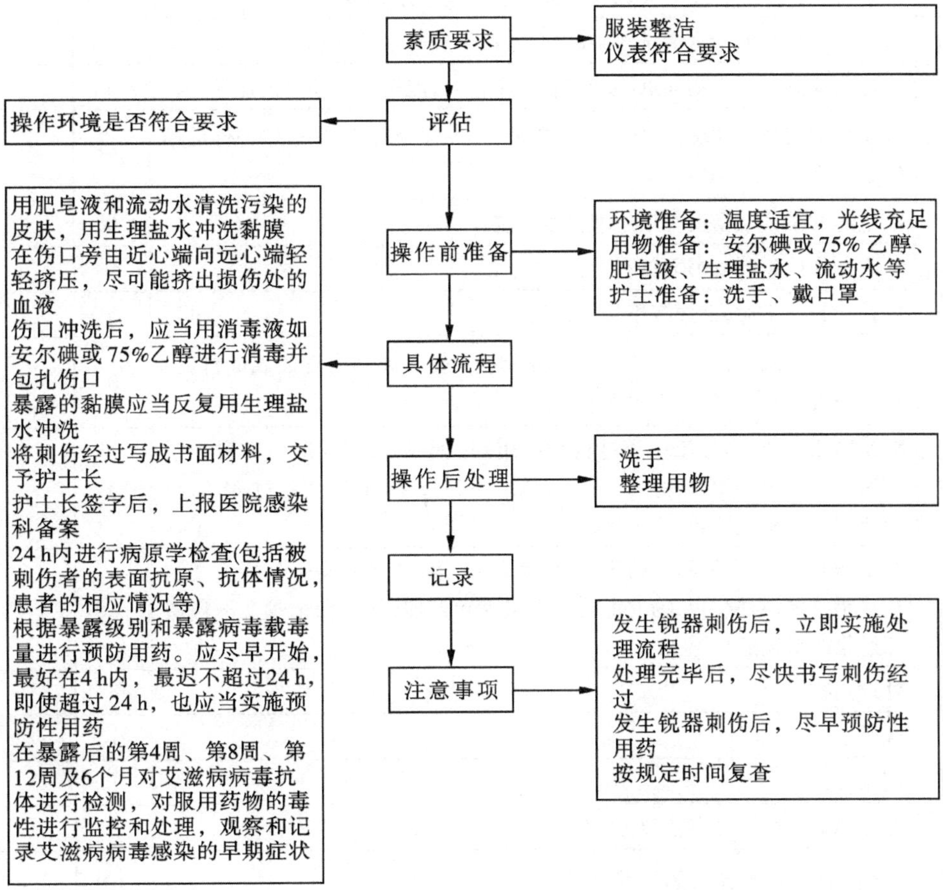

图7-4 职业暴露后操作技术的操作流程

2. 评分标准　见表 7-4。

表 7-4　职业暴露后操作技术的评分标准

姓名＿＿＿＿＿＿　学号＿＿＿＿＿＿　监考人＿＿＿＿＿＿　分数＿＿＿＿＿＿

项目总分	评分标准及细则	标准分	得分	备注
准备质量标准(10 分)	素质要求:着装整洁,规范;指甲平短、清洁,不涂指甲油;不带耳环、手镯和戒指	3		
	环境准备:温度适宜,光线充足	2		
	护士准备:洗手、戴口罩、帽子	2		
	用物准备:安尔碘或 75% 乙醇、肥皂液、生理盐水、流动水等	3		
操作流程质量标准(60 分)	1. 用肥皂液和流动水清洗污染的皮肤,用生理盐水冲洗黏膜	6		
	2. 由伤口旁由近心端向远心端轻轻挤压,尽可能挤出损伤处的血液	6		
	3. 受伤部位伤口冲洗后,应当用消毒液,如安尔碘或 75% 乙醇进行消毒并包扎伤口	8		
	4. 暴露的黏膜应当反复用生理盐水冲洗	6		
	5. 将刺伤经过写成书面材料,交予护士长	5		
	6. 护士长签字后,上报院感染科备案	5		
	7. 抽血化验检查:24 h 内进行病原学检查(包括被刺伤者的表面抗原、抗体情况,患者的相应情况等)	8		
	8. 预防用药:根据化验结果进行预防用药。预防性用药应当在发生锐器刺伤后尽早开始,最好在 4 h 内,最迟不超过 24 h,即使超过 24 h,也应当实施预防性用药	8		
	9. 随访与咨询:在暴露后的第 4 周、第 8 周、第 12 周及 6 个月检测艾滋病病毒抗体,对服用药物的毒性进行监控和处理,观察和记录艾滋病病毒感染的早期症状等	8		
终末质量标准(10 分)	处理用物	5		
	洗手	1		
	记录	1		
	操作熟练、稳重,顺序合理,注意无菌操作	3		
理论得分(20 分)	简述发生锐器刺伤后的处理流程	10		
	简述护士如何在临床中避免针刺伤	10		
总分		100		

3. 指导患者内容

(1)告知患者本病的基本知识、传播方式及保护他人和自我监测的方法。

(2)告知患者严禁献血,捐献器官、精液等;性生活应使用避孕套。

(3)告知患者若出现发热、皮疹、头痛、呕吐、肌肉关节疼痛、淋巴结肿大等症状,或下肢皮肤、口腔黏膜出现紫红色或深蓝色浸润或结节(恶性肿瘤的表现)等情况时,应及时住院治疗。

(4)已感染 HIV 的育龄妇女应避免妊娠、生育;哺乳期妇女应人工喂养婴儿。如果坚持喂养,则整个哺乳期都应继续抗病毒治疗。

4. 注意事项

(1)护士应尽量避免危险的工作行为,禁止用双手将使用过的针头重新套上针帽。

(2)避免用手分离针头;采集血标本后避免带针头传递;不能将针尖指向身体任何部位;不将用过的器具传递给别人。

(3)在进行侵袭性操作时,一定要保障足够的光线;用过的一次性注射器、针头、手术刀片和其他尖锐物品应装入利器盒内,利器盒应置于尽可能接近这些物品使用的区域。

(4)严禁处置前折弯或折断针头,增加不必要操作增加感染概率。

(5)为有精神异常或躁动不安的患者进行治疗护理时,须有他人协助。

【测一测】

1. 对艾滋病患者和艾滋病病毒感染者应采取的隔离措施是( )

A. 接触隔离　B. 呼吸道隔离　C. 肠道隔离

D. 血液、体液隔离　E. 虫媒隔离

2. 下列方法中能将 HIV 彻底杀灭的是( )

A. 60 ℃ 4 h　B. 56 ℃ 30 min　C. 20% 乙醚 3 min

D. 70% 乙醇 3 min　E. 100 ℃ 3 min

3. 目前认为艾滋病的传播途径中**不包括**( )

A. 性传播　B. 输血及应用血制品　C. 静脉滥用毒品

D. 母婴垂直传播　E. 昆虫叮咬传播

4. 艾滋病最主要的预防措施是( )

A. 治疗和隔离患者　B. 治疗和隔离无症状病毒携带者

C. 切断传播途径　D. 对高危人群进行人工主动免疫

E. 保护易感人群

5. 艾滋病的病原体是( )

A. 人类嗜 T 细胞病毒　B. EB 病毒　C. 人类免疫缺陷病毒

D. 人白血病病毒　E. 人乳头瘤病毒

(赵艳君)

第八部分

神经系统疾病患者的护理

实训一 急性炎症性脱髓鞘性多发性神经病患者护理技能

【案例导入】

潘某，女，38岁，因“腹泻10 d，四肢无力、言语不清2 d，加重1 d”入院。患者10 d前出现腹泻，6 d前在当地医院治疗后出院回家。2 d前开始言语不清伴四肢无力，双上肢为主，伴头部不适、舌僵硬、吞咽困难，未进行特殊治疗。今为进一步诊治入院。

体格检查：T 36.1 ℃，P 86次/min，R 20次/min，BP 130/80 mmHg。发育正常，营养良好，体型匀称，平车推入病房，被动体位，急性面容，失语。皮肤黏膜无黄染，无出血点、蜘蛛痣、瘀点、瘀斑，全身浅表淋巴结未扪及肿大，颜面、眼睑无水肿。

辅助检查：头颅CT未见明显异常；颈总动脉B超示双侧颈总动脉阻力指数增高。

医疗诊断：急性炎症性脱髓鞘性多发性神经病。

【实训目的】

1. 能应用临床思维的方法对急性炎症性脱髓鞘性多发性神经病患者进行护理评估，分析病情。
2. 能正确配合医生做腰椎穿刺术。
3. 能熟练使用简易呼吸机。
4. 能24 h监测患者的生命体征并做出分析。
5. 熟悉急性炎症性脱髓鞘性多发性神经病患者的护理流程。
6. 具备爱伤观念，做好人文关怀。

【案例讨论】

1. 请根据患者病情，提出至少3个主要护理诊断/问题，并制订护理措施。
2. 请模拟以下情境并分析问题。

情境一：患者由急诊转入神经内科，遵医嘱进行血浆置换。在血浆置换过程中，患者上半身多处出现红疹，局部瘙痒。

请结合情境分析：

（1）患者最可能发生了什么问题？护士应如何处理？

（2）在血浆置换时，如何预防这类事件的发生？

情境二：今晨查房时发现患者呈急性痛苦面容，言语表达不清，腹胀难忍，手指向自己的会阴部。护士查体发现下腹胀满并膨隆，在触诊膀胱区时患者胀痛难忍，有少部分尿液从尿道口溢出。

请结合情境分析：

（1）此时患者可能发生了什么问题？护士应如何处理？

(2)在患者言语表达不清时,护士如何与患者交流?

【实训任务】

腰椎穿刺术。

1. 操作流程　见图8-1。

- **素质要求** → 服装整洁；仪表符合要求；态度和蔼可亲
- **评估** → 患者的年龄、病情、意识、治疗情况、心理状态、合作程度，穿刺局部皮肤情况等
- **解释** → 腰椎穿刺术的目的：检查脑脊液的性质，注射药物进行治疗，测定颅内压力和了解蛛网膜下腔有无阻塞、出血等
- **操作前准备** → 用物准备：常规消毒治疗盘、无菌腰椎穿刺包(腰椎穿刺针、镊子、洞巾、纱布、棉球)、0.5%~2.0%盐酸利多卡因注射液、敷贴、2%碘酊、75%乙醇、大棉签、记录单，必要时备氧气、消毒液等；护士准备：洗手、戴口罩；环境准备：整洁、安全、温度适宜
- **患者准备** → 核对、解释；自然侧卧
- **摆放体位** → 配合医生让患者摆体位，使其侧卧，低头、屈膝到胸前，双手抱膝，放松。使穿刺部位充分暴露，腰椎间隙增大，可使穿刺顺利，提高穿刺成功率

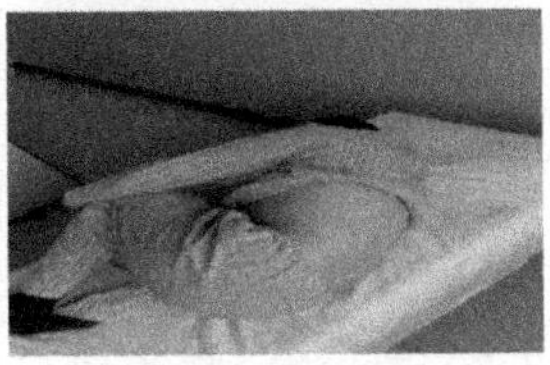

协助患者摆体位

- **消毒，铺无菌巾**
- **观察** → 观察患者的意识、瞳孔、呼吸、脉搏、血压及面色变化，询问有无不适，嘱患者保持正确体位
- **健康教育** → 患者若有穿刺后头痛，疑似脑脊液渗漏，应告知患者延长平躺时间、增加饮水量以减轻不适。告知患者腰椎穿刺后应去枕平卧4~6 h，24 h内勿下床活动；如果穿刺伤口有持续性的出血或澄清液体流出，或出现严重持续性头痛，应立即告知医生
- **操作后处理** → 处理用物；洗手
- **记录，巡回**

图8-1　腰椎穿刺术的操作流程

2. 评分标准　见表8-1。

表8-1　腰椎穿刺术的评分标准

姓名＿＿＿＿＿＿　学号＿＿＿＿＿＿　监考人＿＿＿＿＿＿　分数＿＿＿＿＿＿

项目总分	评分标准及细则	标准分	得分	备注
准备质量标准（10分）	素质要求：服装整洁，仪表符合要求，态度和蔼可亲	1		
	评估：患者的年龄、病情、意识、治疗情况心理状态、合作程度、穿刺局部皮肤情况等	2		
	解释腰椎穿刺术的目的及意义	2		
	患者准备：舒适体位	1		
	环境准备：整洁、安全，温度适宜	1		
	护士准备：洗手，戴口罩	1		
	用物准备：常规消毒治疗盘、无菌腰椎穿刺包（腰椎穿刺针、镊子、洞巾、纱布、棉球）、0.5%～2.0%盐酸利多卡因注射液、敷贴、2%碘酊、75%乙醇、大棉签、记录单，必要时备氧气、消毒液等	2		
操作流程质量标准（60分）	1. 核对医嘱	5		
	2. 备齐用物	5		
	3. 核对患者床号、姓名、住院号等信息，协助患者取舒适体位	5		
	4. 关好门窗，配合医生让患者摆体位，使其去枕侧卧，头低、屈膝到胸前，双手抱膝，放松，使穿刺部位充分暴露，腰椎间隙增大，可使穿刺顺利，提高穿刺成功率	8		
	5. 协助医生进行手术视野皮肤消毒，铺无菌巾，进行局部麻醉。如患者有脚麻、触电感等情况时向医生说明	7		
	6. 观察患者的意识、瞳孔、呼吸、脉搏、血压及面色变化，询问有无不适	5		
	7. 术后嘱患者去枕平卧6 h，之后以卧床休息为主	5		
	8. 做好病情观察及生活护理，注意倾听患者主诉，如有头痛、头晕等情况及时报告医生	5		
	9. 鼓励患者多饮水补充水分，防止发生低颅压，减少头痛等并发症的发生	5		
	10. 指导患者保护穿刺局部，敷料不得弄湿、污染。24 h内不宜沐浴，以免引起局部或椎管内、颅内感染	5		
	11. 交代注意事项，指导预防并发症	5		

续表 8-1

项目总分	评分标准及细则	标准分	得分	备注
终末质量标准(10分)	健康教育	5		
	处理用物	1		
	洗手,记录	2		
	熟练程度:动作轻柔、稳重、准确	2		
理论得分(20分)	简述颅内压增高患者的护理要点	10		
	简述进行腰椎穿刺术的术后护理要点	10		
总分		100		

3. 指导患者内容

(1)术前指导患者了解腰椎穿刺术的目的、特殊体位、过程与注意事项,消除紧张、恐惧心理,征得患者和家属的同意,并签字确认。

(2)术前排空大小便,在床上静卧 15 ~30 min。

(3)告知患者腰椎穿刺后应去枕平卧 4 ~6 h,24 h 内勿下床活动;告知卧床期间不可抬高头部,但可适当转动身体。

(4)如穿刺伤口持续性出血或有澄清液体流出,或患者出现严重持续性头疼,应立即告知医生。

(5)如出现头痛、呕吐、视神经盘水肿,为颅内压高的表现,不宜多饮水,严格卧床。

(6)保持穿刺部位的纱布干燥,观察有无渗液、渗血,24 h 内不宜淋浴。

(7)穿刺后头痛最常见,也可有头晕、恶心、呕吐症状,直立和行走后加重,多发生在穿刺后 1 ~7 d,应多饮水,延长卧床休息时间至 24 h。

4. 注意事项

(1)腰椎穿刺常用穿刺点是第 3 ~4 或第 4 ~5 腰椎棘突间隙。

(2)鞘内给药时,应先放出等量脑脊液,然后再等量置换药液注入。

(3)密切观察患者意识、瞳孔及生命体征变化,密切观察患者有无头痛、腰背痛、脑疝及感染等穿刺后并发症。

(4)如脑脊液量放出较多或持续脑脊液外漏导致颅内压降低时,遵医嘱静脉滴注葡萄糖注射液或生理盐水等。

【测一测】

1. 急性炎症性脱髓鞘性多发性神经病的患者出现呼吸肌重度麻痹时应首先立即采取的措施是(　　)

A. 给予阿托品治疗　　B. 去枕平卧位　　C. 高流量吸氧

D. 立即人工呼吸　　E. 及时清除呼吸道分泌物

2. 急性炎症性脱髓鞘性多发性神经病的患者首发症状是(　　)
A. 呼吸困难　　B. 腹肌紧张　　C. 双侧面瘫
D. 吞咽困难　　E. 四肢对称性无力

3. 急性炎症性脱髓鞘性多发性神经病患者典型的脑积液改变是(　　)
A. 淋巴细胞明显增多　　B. 细胞数正常,而蛋白质明显增高
C. 糖、氯化物降低　　D. 细胞数正常,而蛋白质明显降低
E. 蛋白质正常,而细胞数明显增高

4. 侧卧位腰椎穿刺的正常脑脊液压力是(　　)
A. 60 ~ 120 mmH_2O　　B. 60 ~ 180 mmH_2O　　C. 80 ~ 120 mmH_2O
D. 80 ~ 180 mmH_2O　　E. 80 ~ 200 mmH_2O

5. 腰椎穿刺术后的患者应采取的体位是(　　)
A. 去枕平卧位　　B. 侧卧位　　C. 仰卧位
D. 膝胸位　　E. 俯卧位

实训二

脑梗死患者护理技能

【案例导入】

孙某,男,63 岁,因“左侧肢体乏力 40 d 余,加重 1 d”入院。40 d 前无明确诱因出现左侧肢体无力、持续行走不能,语言不利索,反应迟钝。就诊于当地医院,诊断为“脑梗死”,给予阿替普酶溶栓后,予以降糖、抗凝、改善侧支循环等治疗,治疗后拐杖辅助下可短距离行走,左上肢及远端仍无力。1 d 前上述症状加重,为进一步治疗来院。患者神志清楚,精神差,饮食可,夜眠正常,大小便正常,近期体重无明显变化。高血压病 10 年余,血压最高 170/100 mmHg,冠心病、心律不齐 6 年余。

体格检查:T 36.5 ℃,P 88 次/min,R 18 次/min,BP 164/82 mmHg,HR 92 次/min,律不齐,心音强弱不等。神经系统检查:左上肌力 0 级,左下肌力 4 级,左侧巴宾斯基征阳性。

辅助检查:颈部血管彩超提示双侧颈动脉硬化并斑块形成。

医疗诊断:①脑梗死;②高血压 2 级 很高危;③冠心病,稳定型心绞痛。

【实训目的】

1. 能应用临床思维的方法对脑梗死患者进行护理评估,分析病情。

2. 能正确应用变换卧位法预防压疮的发生,能熟练掌握压疮预防技术。

3. 熟悉脑梗死患者的护理流程。

【案例讨论】

1. 请根据患者病情,提出至少 3 个主要护理诊断/问题,并制订护理措施。

2. 请模拟以下情境并分析问题。

情境一:患者入住神经内科,早上查房时发现患者出现剧烈头痛、呕吐频繁、烦躁不安、意识障碍,短暂性瞳孔缩小。

请结合情境分析:

(1)经判断患者发生了脑疝,此时护士如何分工协作抢救?

(2)如何预防这种情况的发生?

情境二:患者入院经过 4 d 治疗后,精神状态稍有好转,但仍不能言语,左侧肢体活动障碍,肌力 2 级。视诊患者体型消瘦,压疮危险因素评估 Braden 量表评分 12 分。今晨责任护士做晨间护理时发现患者骶尾部有一红斑,压之颜色不改变,给予压疮(压力性损伤)预防。

请结合情境分析:

(1)此时护士应重点观察患者哪些病情要点?

(2)如何避免压疮进一步加重?

情境三：患者经过 14 d 治疗后，精神状态好，言语能简单表达，左侧肢体活动仍有障碍，医生查房建议本周内出院进行社区康复治疗。

请结合情境分析：

（1）脑梗死的诱因有哪些？如何预防？

（2）此时护士应如何为患者做出院指导？

【实训任务】

（一）压疮预防

1. 操作流程　见图 8-2。

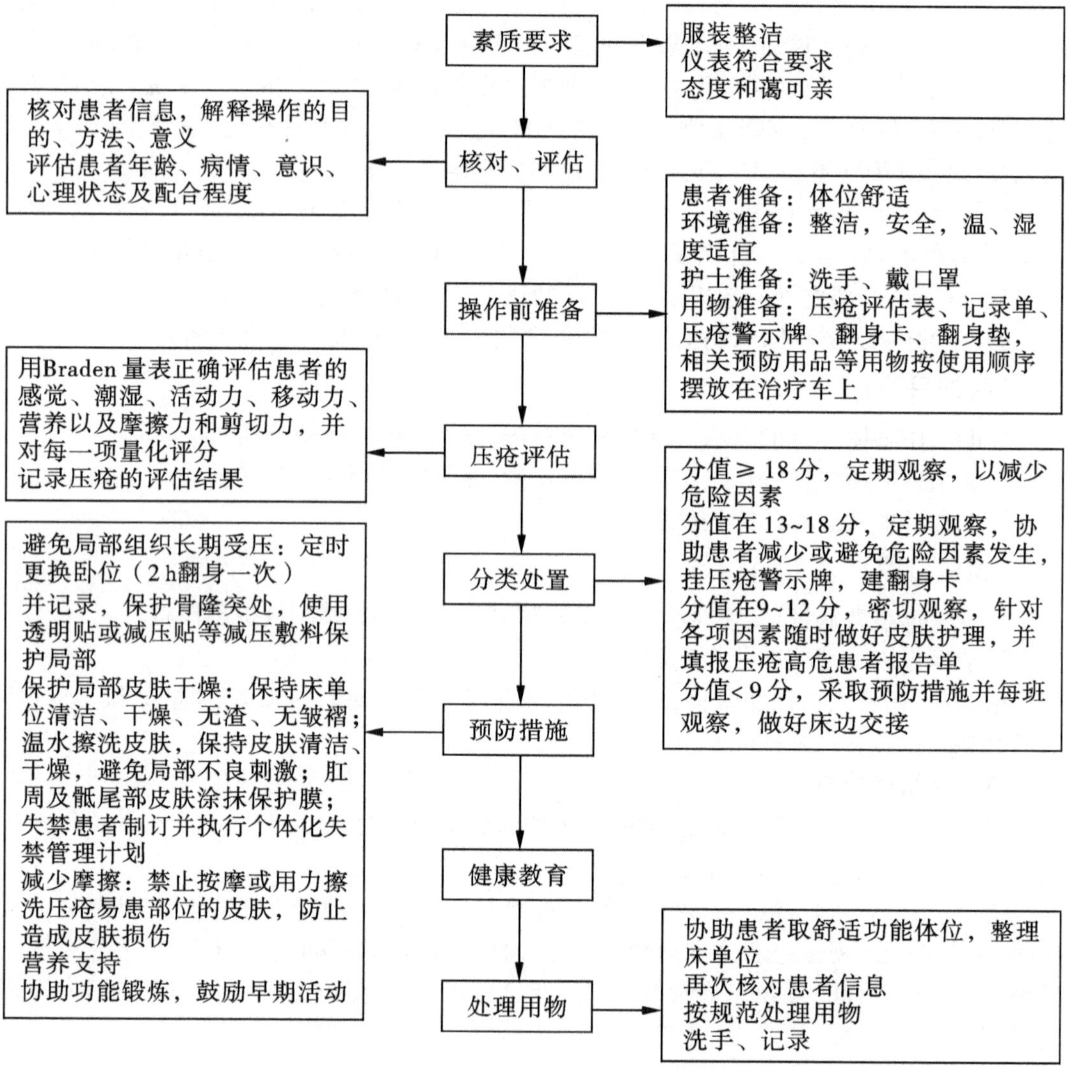

图 8-2　压疮预防的操作流程

2. 评分标准　见表 8-2。

表 8-2　压疮预防的评分标准

姓名＿＿＿＿＿　学号＿＿＿＿＿　监考人＿＿＿＿＿　分数＿＿＿＿＿

项目总分	评分标准及细则	标准分	得分	备注
准备质量标准（10 分）	素质要求：服装整洁，仪表符合要求，态度和蔼可亲	2		
	患者准备：舒适体位	1		
	环境准备：整洁，安全，温、湿度适宜	2		
	护士准备：洗手，戴口罩	1		
	用物准备：压疮评估表、记录单、压疮警示牌、翻身卡、翻身垫，相关预防用品等将用物按使用顺序摆放在治疗车上（不符合要求不得分）	4		
操作流程质量标准（60 分）	1. 核对患者信息（床号、姓名），查看腕带信息，解释，说明目的、方法、意义，并评估患者的年龄、病情、意识、心理状态及配合程度	4		
	2. 评估：用 Braden 量表正确评估患者的感觉、潮湿、活动力、移动力、营养以及摩擦力和剪切力，并量化评分	12		
	3. 分类处置：分值 ≥18 分，定期观察，以减少危险因素；分值在 13 ~ 18 分，定期观察，协助患者减少或避免危险因素发生，挂压疮警示牌，建翻身卡；分值在 9 ~ 12 分，密切观察，针对各项因素随时做好皮肤护理，并填报压疮高危患者报告单；分值<9 分，采取预防措施并每班观察，做好床边交接	10		
	4. 避免局部组织长期受压：定时更换卧位（2 h 翻身一次）并记录，保护骨隆突处，使用透明贴或减压贴等减压敷料保护局部	8		
	5. 保护局部皮肤干燥：保持床单位清洁、干燥、无渣、无皱褶；温水擦洗皮肤，保持皮肤清洁、干燥，避免局部不良刺激；肛周及骶尾部皮肤涂抹保护膜；失禁患者制订并执行个体化失禁管理计划	8		
	6. 减少摩擦：禁止按摩或用力擦洗压疮易患部位的皮肤，防止造成皮肤损伤	5		
	7. 营养支持：加强营养，摄取高热量、高蛋白、高纤维素、高微量元素及维生素食物，可少量多餐	3		
	8. 协助患者功能锻炼，鼓励早期活动	4		
	9. 再次核对	3		
	10. 整理用物及床单位	3		

续表 8-2

姓名＿＿＿＿＿＿ 学号＿＿＿＿＿＿＿ 监考人＿＿＿＿＿＿ 分数＿＿＿＿＿＿

项目总分	评分标准及细则	标准分	得分	备注
终末质量标准(10分)	健康教育	5		
	处理用物	1		
	洗手,记录	2		
	操作熟练,动作轻柔、稳重、准确,注意节力原则	2		
理论得分(20分)	简述压疮分期及护理要点	10		
	简述对卒中(中风)后二便失禁患者如何预防压疮	10		
总分		100		

3. 指导患者内容

(1)告知患者及其家属协助患者变换卧位以及预防压疮的目的。

(2)告知患者变换体位过程中有任何不适及时告知护士。

(3)指导患者及家属主动参与,并教会家属正确的翻身方法及注意事项。

4. 注意事项

(1)协助患者翻身或上移时,护士应注意节力原则,让患者尽量靠近护士,使重力线通过支撑面保持平衡,缩短重力臂而省力。

(2)协助患者翻身或上移时,应将患者身体稍抬起再行翻身,切忌托、拉、推等动作,以免擦伤皮肤,两人协助翻身时,动作要协调、轻稳。

(3)协助患者变换卧位时,注意观察病情与受压部位情况,确定翻身间隔时间,并做好交接班。

(4)对有各种导管或输液装置者,翻身前应将各种导管安置妥当,翻身后应检查导管有无脱落、移位、扭曲、受压,以保持通畅。

(5)如有骨牵引的患者,在翻身时不可放松牵引。

(6)颅脑手术后的患者,头部转动过剧可引起脑疝,甚至导致患者突然死亡,故患者一般只能健侧卧位或平卧位。

(7)石膏固定或伤口较大的患者,翻身后应将患处置于合适的位置,并注意局部肢体的血运情况,防止受压。

(8)为手术后患者翻身前,应检查伤口敷料是否潮湿或脱落,如已脱落或已被分泌物浸湿,应先换药后再翻身。

（二）抗痉挛体位技术

1. 操作流程　见图8-3。

- 素质要求 → 服装整洁；仪表符合要求；态度和蔼可亲
- 全身评估 → 患者意识、瞳孔、生命体征、病情、年龄等，向患者解释抗痉挛体位摆放的目的及重要性，取得患者配合
- 专科评估 → 患者四肢肌力、肌张力，局部皮肤情况，能否自动保持相应的功能体位，是否需协助；患者有无伤口、伤口情况（有无渗血、渗液、疼痛）、有无引流管等
- 操作前准备 → 用物准备：评估表、记录单、翻身卡、软枕垫等；护士准备：洗手、戴口罩
- 患者准备 → 核对、解释，取得配合
- 仰卧位 → 患侧肩胛、上肢、髋部、臀部、大腿外侧垫枕，上肢平放枕上，下肢伸微屈

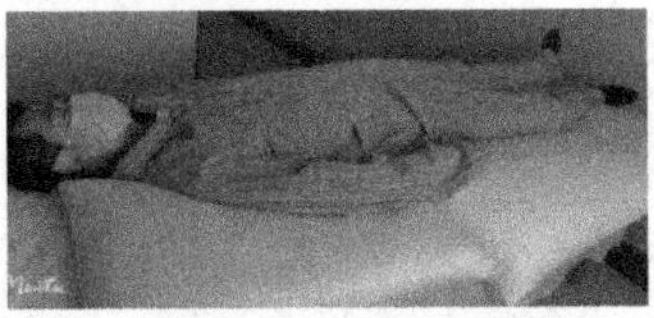

平卧位

- 患侧卧位 → 患臂外展、前伸、旋后，患肩向前拉出，肘伸展，掌心向上；下肢屈曲位，健腿屈髋、屈膝向前放长枕上，健侧上肢放在胸前的枕上或躯干上

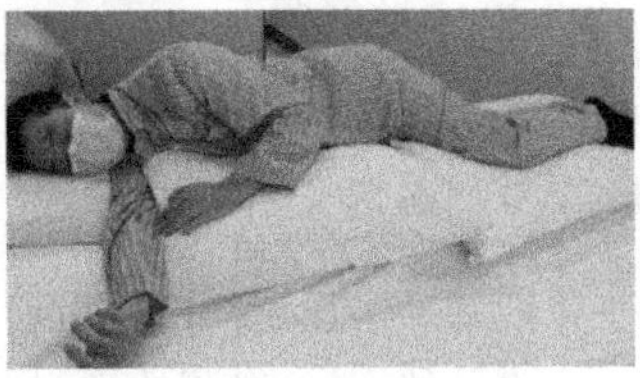

患侧卧位

- 健侧卧位 → 上肢伸展位，患侧肩胛骨向前外伸；患侧下肢屈曲位，踝关节放长枕上

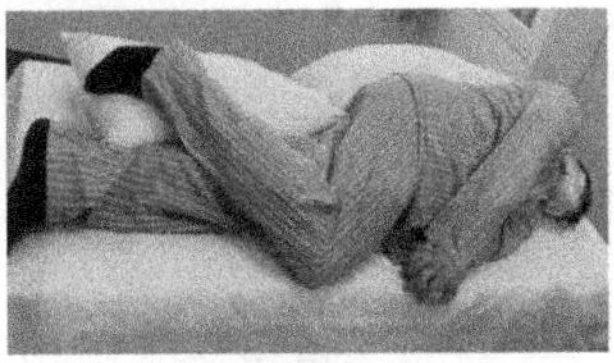

健侧卧位

- 操作后处理 → 处理用物；洗手
- 记录，巡回

图8-3　抗痉挛体位技术的操作流程

2. 评分标准 见表8-3。

表8-3 抗痉挛体位技术的评分标准

姓名______ 学号______ 监考人______ 分数______

项目总分	评分标准及细则	标准分	得分	备注
准备质量标准(10分)	素质要求:服装整洁,仪表符合要求,态度和蔼可亲	1		
	全身评估:患者意识、瞳孔、生命体征、病情、年龄等	1		
	专科评估:患者四肢肌力、肌张力,身体移动能力,局部皮肤情况,能否自动保持相应的功能体位,是否需协助	2		
	患者有无伤口、伤口情况(有无渗血、渗液、疼痛)、有无引流管等	2		
	患者准备:认知和体位配合	2		
	护士准备:洗手,戴口罩	1		
	用物准备:评估表、记录单、翻身卡、软枕垫等	1		
操作流程质量标准(60分)	1. 核对医嘱,推车到患者床旁	2		
	2. 核对患者信息(床号、姓名等),查看腕带信息,告知注意事项及配合技巧	5		
	3. 仰卧位:患侧肩胛、上肢、髋部、臀部、大腿外侧垫枕,上肢平放枕上,下肢微屈	15		
	4. 健侧卧位:上肢伸展位,患侧肩胛骨向前外伸;患侧下肢屈曲位,踝关节放长枕上	15		
	5. 患侧卧位:患臂外展、前伸、旋后,患肩向前拉出,肘伸展,掌心向上;下肢屈曲位;健腿屈髋、屈膝向前放长枕上,健侧上肢放在胸前的枕上或躯干上	15		
	6. 告知患者摆放卧位的治疗意义,有助于诱发早期的主动运动,防止痉挛	5		
	7. 填写翻身卡	3		
终末质量标准(10分)	健康教育	5		
	处理用物	1		
	洗手,记录	2		
	熟练程度:动作轻柔、稳重、准确	2		
理论得分(20分)	简述抗痉挛体位的护理要点	10		
	抗痉挛体位摆放的注意事项	10		
总分		100		

3. 指导患者内容

(1)告知患者及其家属摆放抗痉挛体位的目的。

(2)变换体位过程中有任何不适,及时告知护士。

(3)指导患者及家属主动参与,并教会家属正确的摆放方法及注意事项。

4. 注意事项

(1)摆放前评估患者的病情、配合能力等。

(2)体位摆放过程中动作要轻柔,尽量使患者的残存功能参与其中。

(3)注意保护突出的关节,避免压疮的形成,定时翻身、拍背,预防坠积性肺炎及深静脉血栓的发生。

(4)摆放过程中,尽量多与患者沟通,增强患者对抗疾病的信心。

【测一测】

1. 脑卒中最重要的独立危险因素是(　　)

A. 高血压　　B. 脑动脉粥样硬化　　C. 脑血管畸形

D. 短暂性脑缺血发作　　E. 高脂血症

2. 短暂性脑缺血发作的时间最长不超过(　　)

A. 8 h　　B. 12 h　　C. 24 h

D. 48 h　　E. 36 h

3. 脑血栓形成超早期溶栓治疗的用药时间是指发病后(　　)

A. 3 h 内　　B. 6 h 内　　C. 12 h 内

D. 24 h 内　　E. 48 h 内

4. 脑栓塞最常见的栓子来源(　　)

A. 风湿性心脏病　　B. 非瓣膜性心房颤动　　C. 急性心肌梗死

D. 左心室血栓　　E. 急性心力衰竭

实训三 脑出血患者护理技能

【案例导入】

张某,女,53 岁,因“突发意识障碍 3 h”入院。患者 3 h 前无明显诱因突发意识障碍,呼之不应,无恶心、呕吐,无头痛、头晕,无耳鸣,无大小便失禁,无四肢抽搐、口吐白沫,无腹痛、腹泻,无高热、寒战,无胸痛、咯血,无双下肢水肿,院外未经治疗,于今日急诊入院。为进一步治疗,急诊以“急性脑出血”收住神经内科。

体格检查:T 37.5 ℃,P 120 次/min,R 26 次/min,BP 195/110 mmHg,发育正常,体形偏胖,被动卧位,皮肤黏膜无黄染、出血、蜘蛛痣、皮疹,全身淋巴结未扪及肿大。双侧瞳孔等大等圆,直径约 0.25 cm,对光反射迟钝。

辅助检查:头颅 CT 示脑室内出血。

医疗诊断:①脑出血;②高血压 3 级 极高危。

【实训目的】

1. 能应用临床思维的方法对脑出血患者进行护理评估,分析病情。
2. 能熟练掌握脑室引流护理技术。
3. 掌握脑出血患者的护理流程。

【案例讨论】

1. 请根据患者病情,提出至少 2 个主要护理诊断/问题,并制订护理措施。
2. 请模拟以下情境并分析问题。

情境一:患者入住神经内科,责任护士查体时,发现患者意识大部分丧失,无自主运动,对声、光刺激无反应,压迫眶上缘,有痛苦表情。

请结合情境分析:

(1)意识障碍程度有哪几种类型?该患者此时属于哪一类型?

(2)此时护士应重点观察患者哪些病情要点?

情境二:给予患者吸氧、心电监护,脱水、降颅内压、营养脑组织等处理,经医生会诊建议行脑室引流术。

请结合情境分析:

(1)护士如何配合医生做脑室引流术?

(2)如何对引流管进行护理?

情境三:患者治疗 2 周后,病情平稳,经复查脑出血部分吸收,医生建议患者近期出院。

请结合情境分析:

(1)此时护士如何开展康复护理?

(2)如何指导患者预防再次发生脑出血?

【实训任务】

脑室引流护理技术。

1.操作流程　见图8-4。

素质要求 → 服装整洁；仪表符合要求；态度和蔼可亲

评估 → 患者的病情，脑室引流管的位置以及引流情况

解释 → 脑室引流管护理的目的、注意事项、配合方法

操作前准备 → 环境准备：温度适宜，光线充足
用物准备：
治疗盘内备纱布、弯盘、止血钳、引流袋；治疗盘外备弯盘、0.5%碘伏消毒液、棉签、乳胶手套2副、快速手消毒液等
护士准备：洗手、戴口罩

患者准备 → 核对、解释
协助取合适体位（生命体征平稳者头部抬高15°~30°）
暴露脑室引流管

观察 → 脑室引流管固定状态：脑室引流管有无破损、脱出，与引流袋连接是否完好，有无脑脊液外漏
脑室引流管引流是否通畅：脑室引流管有无受压、扭曲、折叠；挤捏脑室引流管，观察是否通畅
脑室引流管引流液情况：脑室引流管内是否有血凝块等；引流液的颜色、性状和量

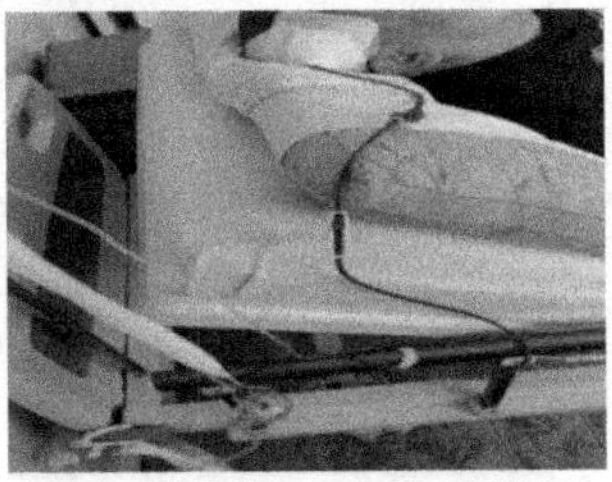

固定引流管，连接引流袋

松开固定 → 松开引流袋的固定

铺巾，放弯盘 → 打开治疗盘，戴手套，将治疗巾铺于引流管连接处，放弯盘

更换引流袋 → 夹闭、分离；消毒；连接；观察；固定

操作后处理 → 整理用物；洗手

记录，巡回

图8-4　脑室引流护理技术的操作流程

2. 评分标准　见表 8-4。

表 8-4　脑室引流护理技术的评分标准

姓名＿＿＿＿＿＿　学号＿＿＿＿＿＿　监考人＿＿＿＿＿＿　分数＿＿＿＿＿＿

项目总分	评分标准及细则	标准分	得分	备注
准备质量标准（10 分）	素质要求：服装整洁，仪表符合要求，态度和蔼可亲	1		
	评估：患者的病情，脑室引流管位置以及引流情况	2		
	患者准备：协助患者取舒适卧位	1		
	环境准备：温度适宜，光线充足	1		
	护士准备：洗手、戴口罩	1		
	治疗盘内用物准备：纱布、弯盘、止血钳、引流袋等	2		
	治疗盘外用物准备：弯盘、0.5% 碘伏消毒液、棉签、乳胶手套 2 副、快速手消毒液等	2		
操作流程质量标准（60 分）	1. 核对患者信息（床号、姓名），查看腕带信息，解释，说明目的、方法、意义，取得患者配合	4		
	2. 环境安静、整洁、光线适宜，必要时遮挡患者	2		
	3. 协助取合适体位（生命体征平稳者头部抬高 15°～30°），暴露脑室引流管	6		
	4. 观察： （1）脑室引流管固定状态：连接是否完好，有无脑脊液外漏	4		
	（2）脑室引流管引流是否通畅：脑室引流管有无受压、扭曲、折叠；挤捏脑室引流管，观察是否通畅	4		
	（3）脑室引流管引流液情况：脑室引流管内是否有血凝块等；引流液的颜色、性状和量	4		
	5. 松开固定：松开引流袋的固定	4		
	6. 铺巾、放弯盘：打开治疗盘，戴手套，将治疗巾铺于引流管连接处，放弯盘	2		
	7. 更换： （1）夹闭、分离：纱布包裹脑室引流管，止血钳夹闭，分离脑室引流管及引流袋	4		
	（2）消毒：更换手套，消毒脑室引流管，先环形消毒脑室引流管管口 2 次，再纵行从管口端向近端消毒“T”形管管外 2 次	6		

续表 8-4

项目总分	评分标准及细则	标准分	得分	备注
操作流程质量标准(60分)	(3)连接:将新引流袋与脑室引流管连接	5		
	(4)观察:松开止血钳,观察引流是否通畅;观察患者的反应,询问有无不适	7		
	(5)固定:撤去治疗巾、弯盘,脱手套,将引流袋固定于床上,引流管开口高出脑室平面 10 ~ 15 cm,标注更换时间	8		
终末质量标准(10分)	处理用物	3		
	洗手	3		
	记录	2		
	操作熟练、稳重,顺序合理,注意无菌操作	2		
理论得分(20分)	简述脑室引流的注意事项	10		
	脑室引流管的护理要点	10		
总分		100		

3. 指导患者内容

(1)告知患者如有引流管脱出应及时报告医生处理。

(2)告知患者和家属拔管后患者卧床休息和减少头部活动。

4. 注意事项

(1)术中协助患者保持安静,减少头部活动,维持正确体位;对于烦躁不安、有精神症状者必要时使用约束带。

(2)严密观察患者神志、瞳孔及生命体征变化,尤其注意呼吸改变。

(3)术后接引流袋固定于床头,引流管应悬挂固定在高于侧脑室 10 ~ 15 cm 的位置,以维持正常颅内压。

(4)注意引流速度。一般应缓慢引流脑脊液,使脑内压平缓降低,必要时适当挂高引流袋,以减慢引流速度。

(5)注意观察引流脑脊液的性质与量。正常脑脊液无色透明,无沉淀,术后 1 ~ 2 d 内可稍带血性,以后转为橙色。24 h 引流量一般不超过 500 mL。

(6)保持穿刺部位敷料干燥。引流处伤口敷料和引流袋应每天更换,污染时随时更换;保持引流系统的密闭性,防止逆行感染。

(7)及时拔除引流管。脑室持续引流一般不超过 7 ~ 10 d,拔管前需夹闭引流管,观察 24 ~ 48 h,密切观察患者有无头痛、呕吐等症状,以便了解是否有再次颅压升高表现。

(8)拔管后应加压包扎伤口处,严密观察患者有无意识、瞳孔变化。

(9)注意观察患者穿刺处有无渗血和脑脊液漏出、瞳孔变化、失语或肢体抽搐、意识障碍加重等,发现及时报告医生。

【测一测】

1. 对高血压脑出血患者,急性期处理的最重要环节是(　　)
   A. 用抗生素防治感染　B. 立即使用止血药　C. 立即使血压降至正常以下
   D. 脱水降颅压　E. 用镇静剂防止癫痫发作
2. 脑出血最常见的病因是(　　)
   A. 高血压　B. 动脉硬化　C. 出血性疾病
   D. 先天性动脉瘤　E. 高血脂
3. 脑出血最常见的部位是(　　)
   A. 小脑　B. 脑室　C. 脑桥
   D. 间脑　E. 内囊
4. 发生脑出血最常见的血管是(　　)
   A. 椎动脉　B. 大脑后动脉　C. 大脑中动脉
   D. 基底动脉　E. 后交通动脉

实训四

癫痫患者护理技能

【案例导入】

王某，男，46 岁，半小时前无明显诱因突然出现双眼上翻、牙关紧闭、口吐白沫、呼之不应、意识丧失，伴有四肢抽搐、舌咬伤，持续抽搐 1 min 左右，约 10 min 后意识好转，为进一步治疗来我院。患者神志清楚，精神差，说话不利索，四肢乏力。发病前无发热、腹泻、精神行为异常，无头痛、恶心、呕吐，饮食可，夜眠正常，大小便正常，近期体重无明显变化。

体格检查：T 36.2 ℃，P 84 次/min，R 20 次/min，BP 118/78 mmHg，发育正常，体型偏瘦，皮肤黏膜无黄染、出血、蜘蛛痣、皮疹，全身淋巴结未扪及肿大。四肢肌张力对称性减弱，双侧巴宾斯基征阴性，脑膜刺激征阴性。

辅助检查：急诊 CT 提示双侧基底节区、右侧放射冠区脑梗死、软化灶；血常规示 WBC 13.08×10^9/L，N 90.6%。

医疗诊断：①癫痫；②脑梗死（陈旧性）。

【实训目的】

1. 能应用临床思维的方法对癫痫患者进行护理评估，分析病情。
2. 能正确应用约束带，熟练掌握约束带技术。
3. 熟悉癫痫患者的护理流程。
4. 具备爱伤观念，做好人文关怀。

【案例讨论】

1. 请根据患者病情，提出至少 3 个主要护理诊断/问题，并制订护理措施。
2. 请模拟以下情境并分析问题。

情境一：患者入住神经内科，遵医嘱给予氧气吸入 2 L/min，早上查房时患者突然全身抽搐、牙关紧闭，血压升高，呼吸暂停，癫痫再次发作。

请结合情境分析：

（1）此时护士如何配合医生对患者进行抢救？

（2）什么是癫痫大发作？什么是癫痫持续状态？

情境二：患者经过及时抢救，意识清醒，主诉头痛、疲乏，对抽搐无记忆，患者看到四肢被约束带捆绑，询问原因。

请结合情境分析：

（1）此时护士，如何对约束带进行处理？

（2）作为护士，如何对患者进行健康宣教？

情境三：患者经过治疗，病情好转，遵医嘱于明日出院。患者及家属担心出院后再次复发，医生为患者开具了用药处方。

请结合情境分析：

(1)如何为患者进行心理疏导？

(2)此时护士如何对患者进行出院指导？

【实训任务】

约束带使用技术。

1. 操作流程　见图8-5。

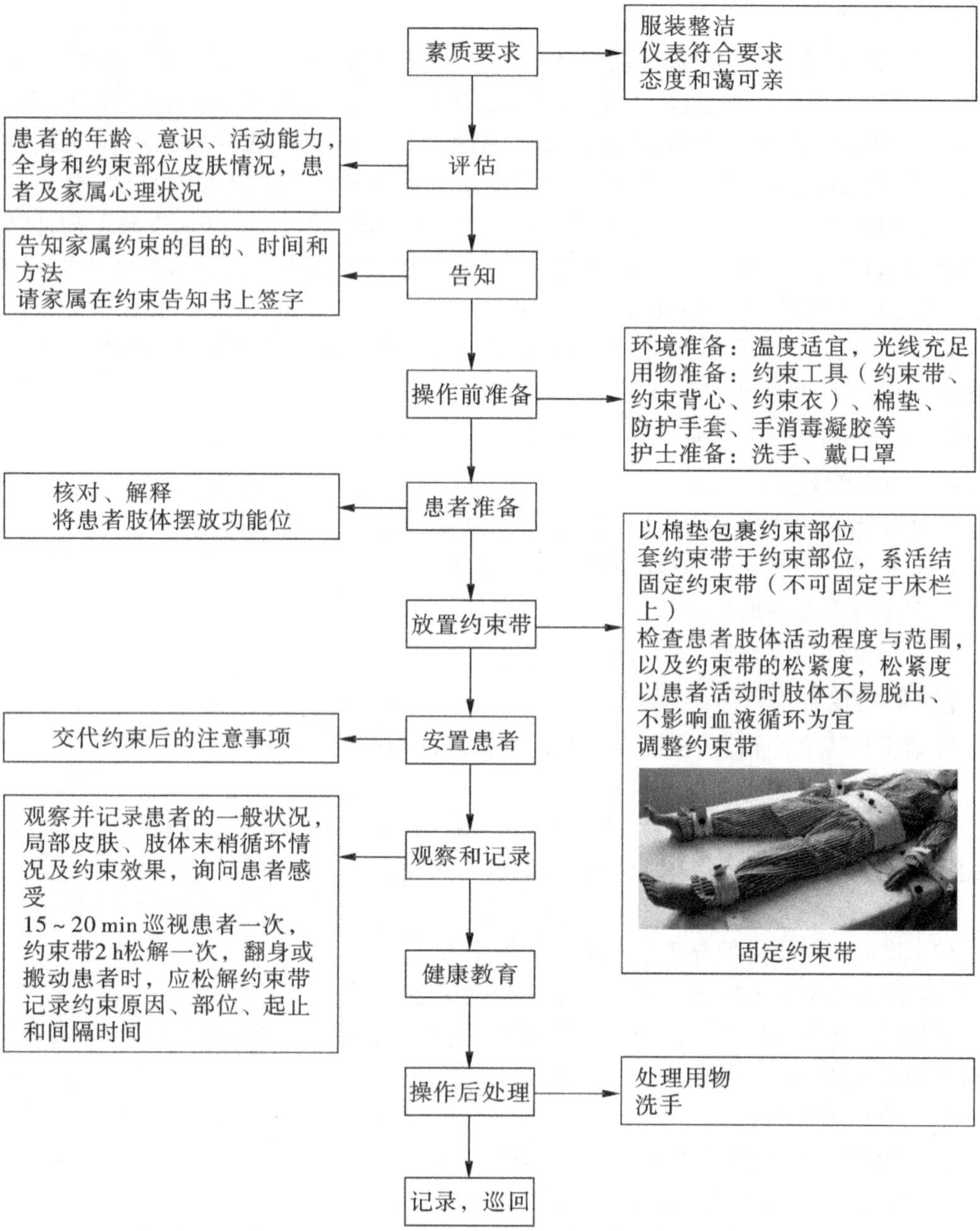

图8-5　约束带使用技术的操作流程

2. 评分标准　见表8-5。

表8-5　约束带使用技术的评分标准

姓名________　学号________　监考人________　分数________

项目总分	评分标准及细则	标准分	得分	备注
准备质量标准（10分）	素质要求：仪表端庄，着装整洁，修剪指甲	2		
	评估：患者病情、意识、活动能力，约束部位皮肤色泽、温度及完整性	2		
	向患者和家属解释约束目的、安全性	1		
	需要使用保护具的种类和时间	1		
	环境准备：温度适宜，光线充足	1		
	护士准备：洗手、戴口罩	1		
	用物准备：约束工具（约束带6条）、棉垫、防护手套等	2		
操作流程质量标准（60分）	1. 核对患者信息（床号、姓名），查看腕带信息	6		
	2. 向患者家属解释，协助取合适体位	6		
	3. 充分暴露约束部位，患肢摆放功能位	4		
	4. 放置约束带，以棉垫包裹约束部位，套约束带于约束部位，系活结，固定约束带（不可固定于床栏上）	10		
	5. 检查患者肢体活动程度与范围，以及约束带的松紧度，松紧度以患者活动时肢体不易脱出、不影响血液循环为宜	10		
	6. 调整约束带，系好，并保持平整	4		
	7. 观察并记录患者的一般状况，局部皮肤、肢体末梢循环情况及约束效果	5		
	8. 询问患者感受；15～20 min巡视患者一次，约束带2 h松解一次，翻身或搬动患者时，应松解约束带	5		
	9. 指导患者和家属在约束期间保持肢体处于功能位	6		
	10. 询问患者感受，交代约束后的注意事项	4		
终末质量标准（10分）	处理用物	5		
	洗手	1		
	记录	1		
	操作熟练、稳重，顺序合理，注意无菌操作	3		
理论得分（20分）	简述约束带使用中的护理要点	10		
	简述约束带使用的注意事项	10		
总分		100		

3. 指导患者内容

(1)与患者直系家属充分沟通约束带使用的利弊,评估约束带使用的必要性,并签订知情同意书,用前应先向患者及家属解释清楚,可用可不用时应尽量不用。

(2)保护性制动措施,只宜短期应用,同时须注意患者的卧位舒适,要经常更换体位。

(3)指导患者家属学会观察约束部位皮肤情况,如有异常及时告诉医护人员。

4. 注意事项

(1)被约束的部位应放衬垫,约束带的松紧要适宜,其松紧度以能伸入 1 ~2 根手指为宜。定时放松,按摩局部以促进血液循环。

(2)约束时应将患者的肢体置于功能位置,为患者约束时尊重患者,保护患者隐私。

(3)注意每 15 ~30 min 观察一次受约束部位的血液循环,包括皮肤的颜色、温度、活动及感觉等;每 2 h 定时松解一次,并改变患者的姿势,及时让受约束的肢体活动,必要时进行局部按摩,促进血液循环。

(4)记录使用约束带的原因、时间、每次观察结果、相应的护理措施、解除约束的时间。

【测一测】

1. 癫痫短期内频繁发作,间歇期患者仍处于昏迷状态,则患者此次发作为(　　)
   A. 单纯部分性发作　B. 复杂部分性发作　C. 癫痫持续状态
   D. 强直发作　E. 持续性部分性癫痫
2. 癫痫大发作时<u>错误</u>的护理措施是(　　)
   A. 使患者侧卧位躺下　B. 松解领口腰带　C. 不可喂水
   D. 牙垫塞入上下门牙之间　E. 不可强力按压肢体
3. 治疗癫痫持续状态的首选药物是(　　)
   A. 苯妥英钠　B. 地西泮　C. 苯巴比妥钠
   D. 水合氯醛　E. 异戊巴比妥
4. 癫痫持续状态时下列护理措施<u>不妥</u>的是(　　)
   A. 遵医嘱应用地西泮,迅速控制发作　B. 用力按压肢体,制止抽搐
   C. 保持环境安静,避免强光刺激　D. 解开衣领腰带,避免影响呼吸
   E. 将毛巾或外裹纱布的压舌板塞入一侧臼齿间
5. 癫痫患者可参加的工作或活动是(　　)
   A. 驾驶　B. 游泳　C. 打太极
   D. 高空作业　E. 登高

(赵艳君　贾利平)

参考答案

第一部分　呼吸系统疾病患者的护理

实训一

1. D　2. D　3. E　4. A　5. A　6. C　7. C　8. C　9. E　10. D

实训二

1. C　2. E　3. C　4. C　5. C　6. D　7. D　8. A　9. A　10. E

实训三

1. A　2. E　3. E　4. A　5. B　6. E　7. A　8. A　9. E　10. B

实训四

1. A　2. E　3. A　4. B　5. E　6. E　7. C　8. B　9. C　10. E

实训五

1. E　2. D　3. A　4. E　5. E　6. A　7. E　8. E　9. D　10. A

实训六

1. A　2. C　3. C　4. E　5. B　6. D　7. D　8. C　9. C　10. C

实训七

1. E　2. D　3. D　4. E　5. D　6. B　7. C　8. B　9. B　10. B

第二部分　循环系统疾病患者的护理

实训一

1. E　2. B　3. C　4. D　5. D　6. E　7. E　8. D　9. E　10. A

实训二

1. A　2. A　3. A　4. E　5. E　6. C　7. D　8. B

实训三

1. D　2. A　3. D　4. C　5. A　6. B　7. C　8. D　9. C　10. E

实训四

1. E　2. E　3. B　4. C　5. C　6. C　7. A　8. A　9. B　10. A

第三部分　消化系统疾病患者的护理

实训一

1. C　2. A　3. C　4. E　5. E　6. B　7. D　8. E

实训二

1. D　2. D　3. A　4. E　5. A　6A　7. C　8. B　9. A　10. E

实训三

1. A　2. D　3. A　4. E　5. C　6. B　7. D　8. B　9. A　10. D

实训四

1. E　2. C　3. C　4. E　5. D　6. D　7. E　8. E　9. C

第四部分　泌尿系统疾病患者的护理

实训一

1. E　2. C　3. D　4. E　5. C

实训二

1. A　2. E　3. A　4. E　5. C　6. E

第五部分　血液系统疾病患者的护理

实训一

1. E　2. E　3. E　4. D　5. B　6. B　7. D　8. B　9. E　10. E

实训二

1. C　2. A　3. B　4. B　5. B　6. E　7. E　8. C　9. D　10. C

第六部分　内分泌与风湿免疫系统疾病患者的护理

实训一

1. D　2. A　3. E　4. D　5. E　6. A　7. C　8. C　9. A　10. B

实训二

1. C　2. B　3. D　4. E　5. E　6. D　7. E　8. A　9. E　10. E

第七部分　传染性疾病患者的护理

实训一

1. C　2. E　3. D　4. B

实训二

1. C　2. B　3. D　4. A　5. A

实训三

1. D　2. B　3. E　4. C　5. C

第八部分　神经系统疾病患者的护理

实训一

1. D　2. E　3. B　4. D　5. A

实训二

1. A　2. C　3. A　4. B

实训三

1. D　2. A　3. E　4. C

实训四

1. C　2. D　3. B　4. B　5. C

参考文献

[1]尤黎明,吴瑛.内科护理学[M].6版.北京:人民卫生出版社,2017.

[2]胡荣芳,白建英.护理综合实训[M].北京:人民卫生出版社,2021.

[3]李映兰,王爱平.护理综合实训[M].6版.北京:人民卫生出版社,2018.

[4]吴惠平,付方雪.现代临床护理常规[M].北京:人民卫生出版社,2018.

[5]蒋红,顾妙娟,赵琦.临床实用护理技术操作规范[M].上海:上海科学技术出版社,2019.

[6]陈美香.腹膜透析标准操作规程[M].北京:人民军医出版社,2011.

[7]李小寒,尚少梅.基础护理学[M].6版.北京:人民卫生出版社,2017.

[8]万学红,卢雪峰.诊断学[M].8版.北京:人民卫生出版社,2013.

[9]王爱平,丁炎明.全国临床护理"三基"训练指南[M].北京:人民卫生出版社,2021.

[10]周谊霞.护理综合实训[M].北京:中国医药科技出版社,2015.

[11]陈月琴,刘淑霞.临床护理实践技能[M].3版.郑州:河南科学技术出版社,2021.

[12]薛松梅.基础护理实训教程[M].2版.郑州:郑州大学出版社,2018.